推拿治疗

膝骨关节炎

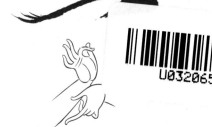

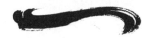

TUINA ZHILIAO XIGU GUANJIEYAN

卢新刚/著

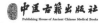

中医古籍出版社
Publishing House of Ancient Chinese Medical Books

图书在版编目（CIP）数据

推拿治疗膝骨关节炎 / 卢新刚著 . -- 北京：中医古籍出版社，2019.8
ISBN 978-7-5152-1946-2

Ⅰ . ①推⋯　Ⅱ . ①卢⋯　Ⅲ . ①膝关节—关节炎—推拿
Ⅳ . ① R244.15

中国版本图书馆 CIP 数据核字（2019）第 162821 号

推拿治疗膝骨关节炎

卢新刚著

责任编辑	王晓曼　张凤霞	
封面设计	嘉设计　Tel:18600881266	
出版发行	中医古籍出版社	
社　　址	北京东直门内南小街 16 号（100700）	
电　　话	010-64089446（总编室）010-64002949（发行部）	
网　　址	www.zhongyiguji.com.cn	
印　　刷	北京博图彩色印刷有限公司	
开　　本	880mm×1230mm　1/32	
印　　张	7.5	
字　　数	168 千字	
版　　次	2019 年 8 月第 1 版　2019 年 8 月第 1 次印刷	
书　　号	ISBN 978-7-5152-1946-2	
定　　价	46.00 元	

序

膝骨关节炎既是常见病，又是难治病，多发于中老年患者，中西医治疗膝骨关节炎都有较为丰富的方法。中医虽无膝骨关节炎的病名，但就其临床表现看，属于痹证范畴，中医多称之为"膝痹"。

当前介绍膝骨关节炎的相关资料，无论是研究专著、报告，还是科普介绍，并不匮乏，治疗方法亦不缺乏。然而，由于其病理表现较为复杂，临床疗效有一定的局限性，用推拿手法治疗膝骨关节炎具有一定优势。因此，撰写一本涉及临床各专业并包涵中西医两个体系，以推拿手法为主诊治膝骨关节炎的专著，就显得十分必要。我的博士生，本书作者复旦大学附属华东医院卢新刚医师，着手进行了这样的尝试。

卢新刚医师有较全面的中西医理论知识，多次负责和参与临床研究课题，且有丰富的临床经验，尤其擅长膝骨关节炎的推拿等治疗手法。此次编著的《推拿治疗膝骨关节炎》，是他多年临床经验的总结。全书以推拿治疗为主线，从理论出发，结合临床实际治疗所用的推拿手法的同时，综合了技术与研究、中医与西医、叙述与评价，这在推拿专业的书籍中并不多见。全书文字深入浅出，通俗易懂，使患者更能读懂、理解，从而积极主动地配合医师的临床治疗。

当前膝骨关节炎的防治方法基本有以下四种：预防、药物治疗、非药物治疗和手术治疗。在中医传统疗法中，手法、功法、导引、针灸、敷贴熏蒸治疗，对缓解疼痛、改善功能、增强肌力、减轻体重方面也有一定的辅助治疗作用。希望中医同道们共同努力，与西医骨科、康复科的医师一起协作，使患有膝骨关节炎的中老年患者生活安泰。

上海市名老中医

严隽陶教授

2019 年 3 月 30 日

前　言

　　骨关节炎是老年人群中极其常见的疾病，60岁以上的人群患病率在50%左右，75岁以上人群则高达80%。膝关节是人体的负重和运动关节，也是骨关节炎的主要受累关节。随着我国老龄化进程的加快，膝骨关节炎的发病率逐年提高。膝骨关节炎是主要以软骨退变，骨质增生进而影响到关节周围组织，导致关节疼痛，负重后加重，功能障碍，以及后期致关节变形为特征的慢性疾病，严重影响老年人的生活和社交能力。临床实践中，以药物治疗为主，但是副作用大，而手术治疗适合骨关节炎晚期和膝关节畸形患者。目前尚无完全有效治愈膝骨关节炎的方法。推拿作为中医药疗法中一种优秀的外治疗法，可以舒筋通络、活血化瘀、滑利关节，有效地治疗膝骨关节炎。而且，推拿疗法由于具有简、便、廉的特点，更受患者欢迎，在临床获得较多应用。

　　本书基于多年临床实践，详细介绍目前推拿对膝骨关节炎施治的机制、穴位、手法、辨证论治等内容。本书共分三章，第一章概述，介绍了膝骨关节炎的流行病学、主要临床症状、诊断标准、解剖、生理功能、病因、病机、治疗、预后、检查和症状评分，以及中医对膝骨关节炎认识、推拿治疗的历史、机制、手法要求、补泻施治、适应证、禁忌证。第二章介绍了适合膝骨关节炎施治的推拿手法、穴位，以及膝骨关节炎的临床辨证，并列举了部分临床医案。第三章介绍了可与推拿配合施治膝骨关节炎的其他疗法，如中药、针灸、康复、锻炼、导引、敷熨熏蒸及敷贴技术、疼痛治疗仪、手术等。

由于时间仓促，加之笔者水平有限，不足之处望广大同行指正与批评，以便再版时修订。

卢新刚

2019 年 3 月

目　录

第一章

推拿治疗膝骨关节炎概述

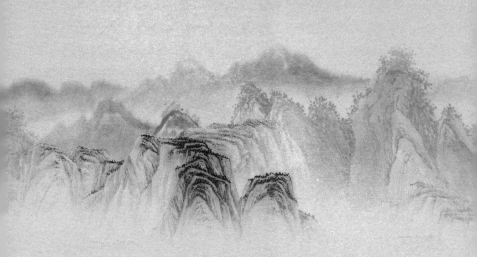

第一节 膝骨关节炎概述

一、流行病学

我国是人口大国,进入 21 世纪后,随着经济的繁荣,在医疗领域的投入逐渐加大,人均寿命逐渐延长,人口老龄化比例逐渐提高,中老年疾病的预防和治疗越来越受到重视。膝骨关节炎是中老年易患疾病,严重影响了老年人行走功能和生活自理能力,也是导致部分中老年人残疾的原因之一。

在日本,40 岁以上人群中,膝骨关节炎患病率为 21.2%;韩国 60 岁以上患病率为 38.1%;澳大利亚的膝骨关节炎患者占总人口的 7.3%;巴西膝骨关节炎患者占总人口的 4.14%;美国的流行病学调查较早也较为详细显示,80 岁以上老年人口的发病率为男性 22%~33%,女性 53%~55%。

国内的膝骨关节炎流行病学调查开展较晚,目前的流行病学研究中,1980 年前的膝骨关节炎患病率数据较少。21 世纪以来,膝骨关节炎的流行病学逐渐开展,在上海市中心城社区 60 岁以上老人中,放射学诊断符合膝骨关节炎的男性占比 58.37%,女性占比 72.08%;临床诊断符合膝骨关节炎的男性占比 33.73%,女性占比 45.20%。2003 年,北京市 60 岁以上的女性,膝骨性关节炎的患病率高达 46.6%;山西省太原市 35~64 岁居民中,膝骨关节炎患病率为 10.9%;湖南省老年人膝骨关节炎患病率为 20.3%,其中,农村地区的发病率更高,城市地区由于经济及医疗条件较好,发病率低于农村地区。

二、临床表现

1890 年，Garrod 首先提出骨关节炎（osteoarthritis, OA）的概念并被广泛采纳。骨关节炎主要临床表现为关节部位缓慢出现的红、肿、痛、僵硬并伴有明显的关节活动不利、功能障碍。骨关节炎是一种主要发生于中老年人群的慢性退行性疾病，多累及人体的活动关节如膝、手指、脚趾等，以膝关节多见。膝骨关节炎是肥胖、慢性损伤、先天异常等因素引起的关节软骨退化、关节边缘和软骨下骨反应性增生。膝骨关节炎是影响中老年人关节功能障碍，甚至导致残疾的主要原因之一，常引起关节软骨损害，还累及滑膜、软骨下骨、交叉韧带及侧副韧带、膝关节囊和周围肌肉，并最终引起关节软骨纤维化、坏死、劈裂甚至整个关节面粘连等损伤。膝骨关节炎具有如下的特征。

（一）病史

原发性患者多具有遗传因素，以 50 岁以上的肥胖者和女性患者居多。继发性患者常伴随跌倒、碰撞等创伤（半月板损伤波及膝关节的骨折、脱位），先天畸形（膝内、外翻），后发疾病（炎性关节疾病、内分泌紊乱、组织缺血性坏死）等。

（二）临床症状

1. 疼痛 疼痛是膝骨关节炎的首要症状，以上下楼时为甚，呈单侧或双侧交替出现。膝骨关节炎的疼痛呈现逐渐的从轻微到严重的发展，关节开始活动时疼痛，活动后减轻，负重和活动多时加重。但疼痛的严重程度与影像学表现的病情程度并不对应，这可能与个人对疼痛的忍耐度有关。一般而言，男性患者对疼痛的忍耐度比女性患者要差。膝骨关节炎发展后，若累及髌骨、股骨时，压迫髌骨，或旋转股骨等动作都可以加剧疼痛。疼痛与骨质增生相关，患处伴有唇样骨质增生，使关节边缘变形增粗，伴随僵硬、活动受限等其他症状。

2. 僵硬　类风湿性关节炎和膝骨关节炎患者均会出现患侧膝关节的僵硬，患者常感觉活动困难，甚至有"关节上了锁"的感觉，僵硬感在早晨醒来时剧烈，稍活动或锻炼后缓解，但一段较长时间的静止活动又开始有僵硬感，后期往往伴随膝关节的"咔嚓"等弹响声、摩擦音，其原因为关节面的软骨消失后，关节间隙的减小，内外胫股关节等摩擦加剧，无法正常的运动，日久而出现膝关节畸形。

3. 肿胀　膝骨关节炎患者常伴随滑膜炎等并发症，由于滑膜炎产生大量的积液，从而使膝关节产生肿胀。而髌韧带、侧副韧带、交叉韧带的损伤，也会产生明显的急性炎症反应，进一步加重了膝关节肿胀（图1-1、图1-2）。

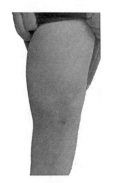 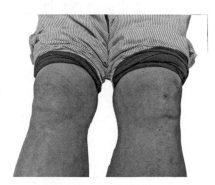

图1-1　单侧膝关节肿胀　　　　图1-2　双侧膝关节肿胀

4. 活动受限 由于膝骨关节炎患者的关节囊纤维化、骨赘及关节面不平，可使膝关节的活动范围较正常明显缩小。一旦游离体从软骨面脱落后，可卡顿在本就狭窄的关节间隙形成交锁，就会在主动运动时产生弹响声、摩擦感、剧烈疼痛，上述症状在进行负重运动、爬山、上下楼梯等时特别明显。另外，膝骨关节炎患者中后期会出现晨僵现象，即晨起时关节僵硬，正常活动受限，甚至无法抬腿起床，稍微活动以后症状可减轻，但随着活动量的增加，疼痛又会加重。

5. 肌肉萎缩 急性期膝骨关节炎患者可出现股四头肌痉挛及疼痛。后期股四头肌因膝关节疼痛、活动减少，发生失用性萎缩。股四头肌的萎缩可再次刺激膝骨关节炎的发展，形成恶性循环，严重的膝骨关节炎患者后期可引起小腿部肌肉的萎缩。

6. 畸形 随着膝骨关节炎病情的长期发展，由于治疗不当，或迁延不愈，在软骨下骨等处容易形成骨赘，从而使膝关节周径增粗，关节软骨面毛糙，关节间隙消失而引起膝内、外翻畸形，以膝内翻畸形多见。

三、诊断标准及分期

（一）西医诊断标准

参照中华医学会骨科学分会 2007 年制定的《骨关节炎诊治指南》中"膝骨关节炎"的诊断标准：①近 1 个月内反复膝关节疼痛；②站立或负重位 X 线片示关节间隙变窄、软骨下骨硬化或（和）囊变、骨赘形成；③膝关节液清亮、黏稠、白细胞数目＜ 2000 个 /ml（至少 2 次）；④年龄≥ 40岁；⑤晨僵≤ 3 分钟；⑥活动有骨摩擦感（音）。综合临床、实验室、影像检查，符合①+②、①+③+⑤+⑥或者①+④+⑤+⑥即可诊断为膝骨关节炎。

（二）中医诊断标准

参照 2002 年《中药新药临床研究指导原则》中"骨痹"的诊断标准：①初起多患膝周隐痛，屈伸转侧不利，轻微活动可稍缓解，气候变化多有加重，往往长期反复缠绵不愈；②起病较隐匿，发病较缓慢，中老年多发；③局部可伴轻度肿胀，活动时常伴摩擦声或喀刺声，严重可伴肌肉萎缩、关节畸形；④X 线可见关节周围骨质疏松，关节面不规则、间隙狭窄、软骨下骨骨质硬化，关节边缘唇样变及骨赘形成。

（三）实验室检查

膝关节骨性关节炎没有特异性的实验室检查。全身性原发性关节炎合并创伤性滑膜炎患者可以偶见血沉加快，其他患者一般血沉正常，白细胞计数低于 $1×10^9/L$。

（四）临床分期

①早期：膝骨关节炎处于伸直或者收缩障碍的功能期，尚无器质性损害。患侧膝关节疼痛，触诊无摩擦感及滑膜肥厚感；②中期：膝关节产生软骨关节面和软骨下骨的器质性损害，患侧膝关节疼痛，触诊有摩擦感及滑膜肥厚感；③晚期：器质性损伤加重，膝关节出现内、外翻畸形，伴有明显的骨性损伤，患侧膝关节无明显诱因下疼痛不止，出现异常步态。

（五）X线检查及分期标准

①早期：X线片可正常。②中期：X线片显示髌骨后上角或下角逐步出现骨质增生，髌骨中部与股骨髁相对面软骨下骨质硬化；膝关节内侧或外侧部分间隙狭窄，狭窄的关节面下有骨质硬化区，伴随着下方囊肿出现；胫骨平台一侧或两侧可有骨赘形成，髁间隆起变尖。

X线 Kellgren 和 Lawrence 分级标准：Ⅰ级为关节间隙可疑变窄，可能有骨赘；Ⅱ级为关节间隙可疑变窄，有明显骨赘；Ⅲ级为关节间隙变窄，有硬化性改变，中等量骨赘；Ⅳ级为大量骨赘，关节间隙明显变窄伴严重硬化性病变及明显畸形。

（六）鉴别诊断

1. 骨关节结核 早期出现低热、盗汗等阴虚内热的症状，患部可见脓肿，X线片显示进行性的不可逆的关节软骨消失，骨质破坏，病程较长，进展速度比较慢。

2. 风湿性关节炎 典型表现为游走性的多关节炎，常呈对称性，关节局部可出现红肿热痛，但不化脓，伴随炎症消退，关节功能恢复，不遗留关节强直畸形，皮肤可有环形红斑和皮下结节。

3. 类风湿关节炎 常为多关节发病，而且累及手足小关节，逐渐出现关节僵硬、肿胀、畸形。类风湿因子阳性。

4. 痛风性关节炎 痛风性关节炎是痛风的症状之一，患者有高尿酸血症病史，或高嘌呤饮食史，多发于男性，在改变饮食和抗尿酸治疗后往往缓解，常伴有痛风石、泌尿系结石、痛风性肾病等并发症。血尿酸测定可以确诊痛风也可以用来与其他疾病的鉴别。

5. 运动性半月板损伤 单纯半月板损伤多数见于运动损伤或者是碰撞、车祸等情况，其疼痛位置局限，多处于关节间隙，内收外旋时，可以引起疼痛加剧。半月板损伤可以出现明显的交锁征，且为真性交锁，无法通过休息等缓解，痛苦程度和持续时间均比假性交锁为甚。

6. 化脓性膝关节炎 常因局部皮肤感染或全身真菌、病毒感染后引起，出现局部的红肿热痛，关节活动突发性的障碍，主要表现为局部症状不明显，但全身发热和恶寒等症状明显，血液检查可以发现明显的感染，免疫细胞升高，前期X线片显示无明显的骨质改变，后期可出现一定程度上不严重的骨质破坏，关节间隙变窄或者消失，在抗感染治疗后能获得缓解。

四、解剖结构和生理功能

（一）解剖结构

膝关节是人体最大、构造最复杂、较易损伤的关节，属于滑车关节。膝关节包括：股骨远端、胫骨近端和髌骨，由股骨内、外侧髁，胫骨内、外侧髁以及最外侧的髌骨构成胫股关节和髌股关节。其中，胫股关节可分成胫骨内侧与股骨内侧髁组成的内侧胫股关节；胫骨外侧与股骨外侧髁组成的外侧胫骨关节。髌骨是人体内最大的籽骨，被股四头肌肌腱包裹其中，关节面是两骨接触所形成的面，往往由相对较凸的关节头和相对较凹的关节窝组成。膝关节内部，主要有髌骨关节面、股骨关节面、胫骨关节面，分别为髌骨后表面上端大部分为关节面，可根据位置不同分为更小的 7 个关节面；股骨远端前部和后部构成股骨关节面；胫骨平台构成胫骨关节面，其内有一前一后两个髁间棘，上述结构构成了膝关节的铰链式关节特征。各关节面上有一层光滑的关节软骨覆盖，能缓和运动时的撞击。正常软骨无血液供应，仅通过扩散作用和腔内的关节液进行养分、代谢产物的交换，因此受关节液影响较大。附着于关节面上的结缔组织形成关节囊，薄而松弛，封闭整个关节腔，关节囊又可分为内外两层：外层较硬，结构较密，称为纤维层，其内含有膝关节血管分支或属支、淋巴、神经等，附着于关节囊外面的韧带，可以起到稳固关节的作用；内层较薄，富含黏液，称为滑膜层，可产生润滑作用，减少关节软骨的摩擦，促进软骨代谢物和养分的交换。

（二）辅助结构组成

1. 半月板　由 2 个纤维软骨板构成，垫在胫骨内、外侧髁关节面上，半月板外缘厚内缘薄。内侧半月板：呈 "C"字形，前窄后宽，外缘中部与关节囊纤维层和胫侧副韧带相连；外侧半月板：呈 "O"字形，外缘的后部与腘绳肌腱相连。半月板具有一定程度的弹性，有加深关节窝、缓冲震动和保护膝关节的功能。由于半月板处没有滑膜包裹和润滑，因此较易在急性冲击下受损。

2. 翼状襞　在关节腔内，位于髌骨下方的两侧，滑膜层突入关节腔内形成皱襞，皱襞内关节腔被脂肪和血管填充，叫作翼状襞。其作用为增强关节的稳固性，有缓冲的功能。

3. 髌上囊、髌前皮下囊、髌下深囊　髌上囊：在髌上缘，滑膜向上方呈囊状膨出约 4 厘米左右，称为髌上囊，位于股四头肌腱与骨面之间，具有减少肌腱与骨面之间相互摩擦的作用。髌前皮下囊：在髌骨前方深层皮下，髌骨下半部分和髌韧带上半部分与皮肤之间，促进膝前皮肤的滑动度。髌下深囊：位于髌韧带深面与胫骨之间，作用不大。

4. 髌周支持带和髌下脂肪垫　髌骨内侧韧带和外侧韧带形成了髌骨周围的支持带，可以维持髌骨的位置稳定，维持正常运动功能。膝关节内滑膜外的一块脂肪组织被称为髌下脂肪垫，可减少膝关节内部软骨的摩擦和劳损。

5. 关节韧带组成

（1）前后交叉韧带：位于膝关节腔内，分别附着于股骨内侧髁与胫骨髁间隆起，作用是防止股骨和胫骨前后移位。

（2）外侧副韧带（腓侧副韧带）：位于膝关节外侧后方，起于股骨外侧髁，止于腓骨小头，作用是从外侧加固和限制膝关节过伸。

（3）内侧副韧带（胫侧副韧带）：位于膝关节的内侧后方，起于股骨内侧髁，止于胫骨内侧髁，作用是从内侧加固和限制膝关节过伸。

（4）髌韧带：位于膝关节的前方，为股四头肌腱延续部分，起于髌骨，止于胫骨粗隆，作用是从前方加固和限制膝关节过度屈股。内侧肌和股外侧肌腱膜延续而下形成髌韧带两侧的髌内、外侧支持带。

（5）腘斜韧带：位于膝关节后方，由半膜肌的腱纤维部分编入关节囊所形成，可以防止膝关节过伸。

6. 膝关节屈肌群

（1）股二头肌长头：起于坐骨结节，以股二头肌肌腱止于腓骨小头，由坐骨神经支配，使膝关节屈曲、外旋。

（2）股二头肌短头：起于股骨嵴外侧唇，以股二头肌肌腱止于腓骨小头，由坐骨神经支配，使膝关节屈曲、外旋。

（3）半膜肌：起于坐骨结节，止于胫骨内侧髁并延续为腘斜韧带附着于关节囊，由坐骨神经支配，使膝关节屈曲、内旋，并能紧张膝关节囊。

（4）股薄肌：位于大收肌的内侧，起于耻骨下支，止于胫骨粗隆内侧部，由闭孔神经支配，使膝关节屈曲、内旋。

7. 膝关节伸肌群

（1）股四头肌：位于大腿肌肉前方，分别称为股直肌、股外侧肌、股中间肌及股内侧肌，4个头向下汇成四头肌腱附着于髌骨，包绕髌骨的前缘和两侧，向下延为髌韧带，止于胫骨粗隆。

（2）股直肌：起于髂前下棘和髋臼上缘，止于股骨粗隆，收缩时隆起，功能为伸膝关节、屈髋。

（3）股外侧肌：起于股骨大转子和股骨嵴外侧唇，止于股四头肌肌腱，功能为伸膝关节。

（4）股中间肌：起于股骨前面，止于股四头肌肌腱，功能为伸膝关节。

（5）股内侧肌：起于股骨嵴内侧唇，止于股四头肌肌腱，功能为伸膝关节。

8. 膝关节外旋肌群　膝关节外旋的肌群主要有大腿后外侧的肱二头肌和小腿外侧的腓肠肌外侧头。

9. 膝关节内旋肌群　膝关节内旋的功能主要由大腿后面内侧的半腱肌、半膜肌、缝匠肌、股骨肌及小腿后面内侧的腓肠肌内侧头完成。

（三）生理功能

人体的可动关节包括髋、膝、踝、肘、指间及第一跖趾关节，是实现人体生理运动的力学基础。膝关节是人体主要的承重和运动关节之一，由股骨内、外侧髁和胫骨内、外侧髁以及髌骨构成，同时具有较多的附属结构，承担了人体站立、行走、奔跑等运动功能，也是很容易产生劳损、运动损伤的一个关节，能够实现铰链关节的平移和旋转等动作，其主要的生理功能表现为以下几种。

1. 膝关节完全伸直 伸直时，关节腔内胫骨髁间隆起与股骨髁间窝之间形成嵌锁，半月板进入胫骨和股骨之间，此时侧副韧带和交叉韧带紧张，限制了股胫关节进行位移，此时，膝关节无法完成其他旋转等运动。

2. 膝关节屈曲 屈曲时，股骨两侧髁后部进入关节窝，关节腔内部嵌锁状态解除，股骨围绕胫骨开始外旋，在屈曲角度未超过 30°时，股骨在胫骨上后旋；在屈曲角度超过 30°后，股骨外旋加大，股骨髁围绕胫骨髁旋转。

3. 膝关节在屈曲时小幅度的外旋、内旋 膝关节屈曲时，此时附属结构中的内外侧副韧带松弛，股胫关节能围绕垂直轴做 10°左右的内旋、外旋运动。

行走时，半月板可发生位移，屈膝时向后移，伸膝时向前移；小腿旋转时半月板随股髁位移，一侧滑向前，另一侧滑向后。当膝关节屈曲半月板后移时，股髁曲度较大的后部与半月板肥厚的外缘接触。高速奔跑或者是踢球等剧烈运动时，在膝关节屈曲时快速伸膝，此时半月板无法及时退让，可发生挤压伤甚至破裂。

膝关节是滑车关节，股骨和胫骨具有宽大的内、外侧髁关节面增大关节的接触面积，可提高关节的稳固性和减少压强。股骨和胫骨是人体最长的 2 个"杠杆臂"，膝关节处于其中，关节腔内的压强较大，承受平时的行走负荷，参与负重和激烈运动中易受损伤。

（四）生物力学特点

1. 负荷 膝关节是参与负重和行走的关节，因此，膝关节的负荷受到人体体位和行走步态的影响。当人体处于静止站立位时，静态受力负荷为体重的 0.43 倍；匀速正常行走时，膝关节受力负荷为体重的 3.02 倍；上下楼梯时，支撑的膝关节受力负荷为体重的 4.25 倍。因此，当人体上下楼梯时，对膝关节的冲击力最大，软骨磨损最为剧烈；行走时次之；而静止站立位的负荷最小。

2. 力学稳定性 当膝关节在缓慢伸直过程中，半月板、胫股关节、侧副韧带、交叉韧带形成一个稳定的包裹结构，此时形成稳定的静态和动态平衡；当处于完全伸直位时，膝关节进入嵌锁状态，关节稳定性为最佳；而在超过 30° 的屈曲时，股骨髁围绕胫骨髁进行旋转，膝关节的钩链关节面一定程度的咬合，配合前后交叉韧带的作用，形成一定的稳定性。在此一系列过程中，韧带对关节稳定极其重要，同时，股四头肌也为膝关节前方的稳定性提供了一定的支持。

五、病因及致病假说

人体在工作、生活、劳作、运动过程中，都要频繁地使用膝关节，随着人体的衰老，膝关节常年的磨损，其内部关节面以软骨细胞为主的细胞开始逐渐凋亡、坏死，关节面磨损，新生软骨增生，形成膝骨关节炎。目前，本病可分为原发性膝骨关节炎和继发性膝骨关节炎。原发性骨关节炎原因尚不明确；继发性骨关节炎是指由明确因素引起关节软骨变性和退变，导致关节功能障碍者。然而，随着文献报道的不断深入，较多的原发性膝骨关节炎都找到了病因，因此原发性膝骨关节炎的定义越来越少。目前，学术界普遍认为膝骨关节炎是由以下诸多病理因素所导致的。

（一）年龄

年龄是膝骨关节炎发病的主要因素，流行病学研究显示，60岁以上患者膝骨关节炎发病率逐年提高。随着年龄的增长，关节软骨降解和合成的平衡逐渐被打破，关节面的自我修复和重建能力下降，生长因子含量降低，膝关节周围韧带开始松弛，关节软骨中蛋白多糖及软骨含水量下降，膝关节旁的肌肉肌力减退，从而导致膝骨关节炎的发病率增加。

（二）性别

在中年人群中，膝骨关节炎的发病率受性别的影响不是特别明显，但在老年人群中，女性发病率明显高于男性，是男性发病率的2～3倍，且发病年龄明显提前。

（三）肥胖

肥胖人群中，膝骨关节炎的发病率较高，且在膝骨关节炎患病后期，容易出现膝内翻畸形。高体重的负重进一步增加关节的负荷，使关节面受力过大，导致膝关节软骨磨损，同时肥胖者内分泌往往失调，从而产生膝关节腔内炎性细胞因子的增高，生长因子的降低，导致膝骨关节炎的产生。

（四）家族遗传

骨关节炎与Ⅱ型胶原基因有密切关系。在部分膝骨关节炎患者家族中，存在着Ⅱ型胶原基因的基因缺陷，可产生早熟的全身性骨关节炎。同时，HLA-A1、HLA-B8的增加，可以产生遗传性的单基因膝骨关节炎，且仅在男性为显性。遗传性骨 – 指甲发育不良或脊柱发育不良，也可导致膝关节软骨发育不良，从而产生膝骨关节炎。

（五）人种

年龄在 65 岁之前的白种人、黑种人和黄种人发病率无显著性差异，但在 65 岁之后，调查显示白种人膝骨关节炎患病率比黄种人明显增高，这可能与人种的体质量以及黄色人种相对体型偏小有关。

（六）饮食

有关文献证实，亚洲地区的饮食热量低于欧洲及美洲地区，这与骨关节炎的发病率是相对应的。

（七）职业和环境

膝骨关节炎患病率在体力劳动者中出现的概率明显大于非体力劳动者，尤以负重较多的重体力劳动者患病居多。并且长期在高原、海上等潮湿、多风环境作业的劳动者，其发病率明显高于普通人群。此外，某些积累性微小损伤的职业，如芭蕾舞演员，也是膝骨关节炎高发的人群，以及马拉松运动等对膝关节的磨损也较大，特别是针对训练不足的运动员，较易患膝骨关节炎。

（八）外伤

外伤可以造成软骨的迅速伤害，产生软骨下骨的硬化改变，如半月板受损甚至破裂、髌骨软化或脱位、膝关节韧带扭伤等较为常见；上下楼梯扭伤，是导致膝骨关节炎的常见病因，关节扭伤能在瞬间传递给膝关节关节面软骨过重的负荷，造成关节软骨损伤，即使是及时救治和纠正，仍然会对关节软骨造成长期损害；另外，有膝关节外伤史的人群发生膝骨关节炎的概率较高。

（九）酶

软骨基质分解代谢反应酶在骨关节炎的病理过程中起很大的作用，如金属蛋白酶、血清蛋白分解酶、硫酸蛋白分解酶等，围绕关节软骨的降解、合成，形成动态平衡。膝骨关节炎进展时，平衡被打破，导致关节软骨基质成分的丢失而使软骨磨损及关节面不平整。膝骨关节炎时，软骨中的中性蛋白酶及胶原蛋白酶含量、活性与软骨破坏严重程度呈正相关，二者均属于基质金属蛋白酶，而基质金属蛋白酶是软骨基质降解最主要的酶，在降解蛋白多糖和胶原的过程中起着重要的作用。

（十）免疫学

膝关节内部存在着诸多的生长因子和细胞因子，如胰岛素样生长因子（Insulin-like growth factor，IGF）、肿瘤坏死因子 α（Tumor necrosis factor-α，TNF-α）、前列腺素、白介素系列（Interleukin IL family）等，可以调控软骨合成，增加蛋白酶，促进细胞基质的合成和降解，维持动态平衡。膝关节在常年劳损后，细胞因子介导膝关节内部炎症和关节损伤，产生免疫反应，具体表现为膝骨关节炎病理进程中，TNF-α 诱导了软骨细胞凋亡和软骨母细胞增殖抑制，破坏关节面软骨；IL-6、IL-1β 等诱导滑膜释放促炎性细胞因子，促进关节液的炎性化，诱导滑膜纤维化；IGF 则是膝关节内部抗膝骨关节炎成分存在，其作用为拮抗免疫应答反应，促进软骨细胞修复。

（十一）血液流变学

骨内存在骨内静脉和骨内动脉组成的微循环，当骨内静脉回流受阻时，骨内血流量减少，氧耗量增加，形成骨内高压，促进了软骨降解，关于骨内高压的理论尚需进一步的研究予以支持。

（十二）生物力学因素

导致膝骨关节炎发病的常见的生物力学改变有以下两方面：一是先天畸形，导致关节面长期存在受力不均匀，产生软骨磨损；二是后天疾病，如中枢系统疾病，导致关节周围肌肉肌力减退，韧带松弛，引起下肢力学轴线的改变，从而导致关节受力变差，产生软骨磨损，形成膝骨关节炎。

六、主要病理机制

膝骨关节炎的主要病理变化是软骨细胞的凋亡、软骨细胞外基质的降解，导致关节软骨的损坏，软骨下骨的退行性改变，继发性骨质增生，从而刺激了关节腔内滑膜的增生，组织充血；膝骨关节炎进展后，可导致以股四头肌为主的肌肉萎缩、关节囊和髌下脂肪垫增生、肥厚、粘连和纤维化，关节间隙发生狭窄，如软骨从髌骨、股骨髁剥脱，形成游离体游离在关节间隙中，进一步使关节间隙变窄，活动时形成关节弹响声和摩擦音；发展到后期时，可出现膝内翻、髌骨外侧半脱位等膝关节畸形。

（一）软骨病变

关节面上覆盖着关节软骨，软骨的主要组成为软骨细胞、软骨母细胞、细胞间质。正常软骨为白色、透明状，表面光滑细腻，边缘规则整齐。由于关节软骨的降解、合成之间有着一定的合理比例和适当平衡，在金属蛋白酶、血清蛋白分解酶、硫酸蛋白分解酶、基质蛋白酶等的作用下，促使软骨细胞开始凋亡，降解速度大于合成，软骨逐渐坏死和损坏，出现浅黄色斑点，失去原有透明光泽。当膝骨关节炎进展到一定程度时，软骨肿胀、崩解，导致关节面粗糙不平，形成软化灶，至软骨下骨外露。

（二）细胞基质降解

细胞基质是软骨细胞和软骨母细胞的支撑之处，保持了细胞形态，提供了细胞生理活动的主要场所，骨基质中胶原纤维及蛋白聚糖维持着软骨组织的正常生理功能。膝骨关节炎的病理变化过程中，Ⅱ型胶原纤维等的失衡，导致了细胞基质开始降解，从而加速软骨细胞的破坏，形成关节面的破坏，软骨碎裂、剥脱，关节软骨受损。

（三）软骨下骨增生

在软骨细胞凋亡的刺激下，软骨的成骨反应加速，从而形成新生骨增生。软骨下骨骨质密度增加、变硬，骨小梁增粗呈象牙质变，同时软骨下骨可形成囊性改变。这种囊性改变在逐渐变化形成囊腔内包裹着黏液和脂肪的同时，由于对骨小梁破骨的吸收，致使囊腔扩大，进一步使其周围由于成骨反应而形成硬化壁。在关节软骨的边缘韧带或肌腱附着处，伴随血管的增生，内生软骨骨化刺激而形成骨赘，并在其表面覆盖一层透明软骨。此外，骨赘如分裂成小碎片，可导致关节内出现游离体，当游离体脱落堵塞关节间隙时，便造成交锁征等关节运动功能障碍。

（四）滑膜水肿

膝骨关节炎时，滑膜的病理进程可以主要分为两种：一是增殖性改变，特点是关节液增多，滑膜大量增殖和水肿，表面呈葡萄串珠样改变；另一是纤维型滑膜炎，其特点是关节内无或仅有少量关节液，葡萄串珠样改变大部分消失，并被纤维组织所形成的条索状束带所代替，这是间质组织对滑膜炎症长期反应的结果。滑膜的水肿促使膝骨关节炎的进一步发展，使膝关节内压增高，形成膝关节肿胀。

七、临床常用检查

（一）膝关节形态学观察

1. 膝关节肿胀　嘱患者暴露健侧和患侧下肢，对比观察双侧膝关节是否存在膝关节肿胀。急性的膝关节肿胀多由外伤引起，而慢性的膝关节肿胀多数存在膝骨关节炎可能。此外，化脓性炎症、结核、肿瘤等也会出现膝关节肿胀，可结合 X 线、MRI 等影像学诊断进行相应的判断。同时，若膝关节出现部分组织肿块，则可能存在囊肿，或骨组织瘤等，需结合其他检查鉴别诊断。膝骨关节炎患者的患处肿胀，多数是由于膝关节炎症以及其主要并发症滑膜炎产生膝关节积液导致的。膝关节肿胀程度的最客观测量方法是测量膝关节周径，每个月记录一次，用于对患者的治疗效果、病情进展进行客观的记录和评测。

2. 膝关节畸形 观察患者下肢，若存在明显地超越生理外翻角（15°）的外翻，则为膝外翻畸形。同时，需要进行双侧膝关节过伸幅度的观察，若存在超过正常过伸度（10°）的过伸，则为膝反张畸形。

（二）膝关节活动范围检查

在膝骨关节炎病程中，可以出现明显的肌肉、韧带、滑膜的炎症粘连，导致膝关节屈伸不利，伸展动作明显受限，关节活动能力范围明显缩减。此时，可以使用量角器或方盘量角器进行患者患侧膝骨关节炎的活动范围，特别是屈伸范围的测定，进行前后评估或疗效对比。

1. 屈曲 患者仰卧于治疗床上，两腿并拢，医师一手按住患者大腿下部，一手扶住同侧小腿远端，嘱患者进行主动屈膝动作，一般可达135°～140°。

2. 伸直 患者坐于治疗床边，双下肢下垂，嘱患者主动伸膝，正常可完全伸直，即为0°。

3. 内旋、外旋 患者主动屈曲膝关节后，可进行适度的内旋、外旋运动，一般在10°范围之内。

（三）下肢肌肉萎缩观察及肌力检查

1. 下肢肌肉萎缩观察 当膝骨关节炎时间发展较长，经年不愈时，患者患侧的下肢以股四头肌、股二头肌、半腱肌、半膜肌等大腿肌群和以腓肠肌为主的小腿肌群出现进行性萎缩，表现为大腿围和小腿围的缩小。医师可以观察患者双侧下肢的股四头肌厚度、轮廓，或用软尺记录患者患侧下肢大腿围和小腿围进行对比。

2. 下肢肌力的测定 0级：未触及肌肉的收缩；1级：可触及肌肉的收缩，但不能引起关节活动；2级：能完成全关节活动范围的运动，但不能对抗地心引力，肢体不能抬离床面；3级：完成全关节活动范围的运动，肢体可以抬离床面，但不能抗阻力；4级：完成全关节活动范围的运动，能做对抗阻力的活动，但较正常差；5级：正常肌力。

（四）膝关节疼痛判断

可以用视觉模拟评分法（Visual Analogue Scale，VAS）进行半客观量化评定。疼痛视觉模拟评分的方法为：取10厘米刻度的直尺，嘱咐患者以自身膝关节疼痛对应直尺刻度进行自我评分，10厘米处为最痛评分，0厘米处为完全没有疼痛感觉。此项评分多用于患者在临床治疗前后对比，需要注意的是，此项评分受患者自我情绪、性格、环境影响较大，不能用于绝对客观的定量指标分析。

（五）膝骨关节炎患者功能检查

1. 日常步态观察 膝关节是人体承重和在行走中发挥至关重要作用的关节，膝骨关节炎进展时，由于疼痛和关节活动不利，患者可表现为明显的步态不稳，行走距离缩短。嘱患者日常行走，观察行走时步态是否平稳而具有节律性起伏，如膝骨关节炎时，患者由于膝关节疼痛，出现明显的行走障碍，表现为不能长时间行走，或需要间歇性休息才能继续行走，同时可观察到患者存在明显的疼痛步态、关节挛缩步态、肌无力步态和关节不稳步态等表现。

2. 10米步行试验 测量膝关节行走功能的试验，在测试场地上标记步行测试的0点（起点）、3米点、13米点和

16 米点（终点）。嘱患者站立在 0 点处并听到开始口令后以最快速度步行至 16 米点，在听到开始口令后即开始记录患者步行速度，精确记录患者第一只脚迈进 3 米点时到迈出13 米点时所需的时间，试验进行 3 次，取 3 次中最快的一次数值或者是 3 次的平均值，用 10 米除以所得数值即为最终 10 米步行实验数值（米 / 秒）。该方法操作简便，可以在日常环境中进行，如果存在走完 10 米路程所需时间变长，则说明患者的行走能力呈现下降，膝骨关节炎症状加重，需要患者更加注意。更为精准的方法是采用医用的步态分析系统，通过 6～12 台红外摄像可以精准地观测患者每一步的行走姿势并进行电脑复原，此种方法更为精准和科学，但耗费较大。

3. 5 次起坐时间测试 通过 5 次起坐时间测试，评估患者膝关节站立功能的试验。嘱患者以最快速度完成 5 次起立 - 坐下的动作，用精确秒表记录所需时间，与健康人对照，可以评估患者膝关节站立功能。

（六）特殊检查

1. 回旋挤压试验 嘱患者仰卧于治疗床上，医师站于一侧，以一手握住患者患侧足部，另一手扶住膝关节，以稳定大腿。医师握住足部的手用力压下，使膝关节屈曲至极限位，再尽力使胫骨长轴内旋，扶膝关节的手放在膝关节外侧挤压膝关节使其外翻，使患者小腿外展而伸直膝关节，此时若发生膝关节内侧有弹响声，伴有膝关节疼痛则为回旋挤压试验阳性，提示内侧半月板损伤；在小腿充分内收、内旋位伸直膝关节时，出现膝关节外侧有弹响和疼痛，则为外侧半月板损伤（图 1-3）。

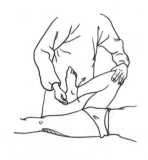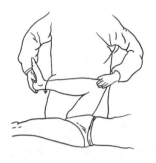

图 1-3　回旋挤压试验

　　2. 研磨提拉试验　本试验分为研磨和提拉试验。研磨试验：嘱患者俯卧于治疗床上，医师以一手压住患者足底前部，另一手固定患者患侧足跟部，以压住患者足底前部的手用力下压，使膝关节面靠紧小腿面，然后继续用该手使力做小腿旋转动作，若诱发膝关节疼痛，即为研磨试验阳性，提示半月板破裂或关节软骨损伤。提拉试验：嘱患者俯卧于治疗床上，医师以一手握于患肢足踝部后侧，另一手掌托于该侧足背部将患侧下肢抬起使膝关节离开床面，同时做膝关节被动外旋、内旋，若诱发外侧和内侧疼痛，提示膝关节外侧和内侧副韧带损伤（图 1-4）。

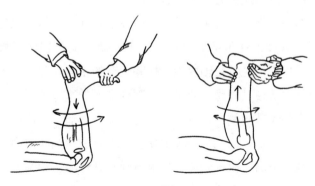

图 1-4　研磨提拉试验

3. 侧副韧带损伤试验（侧方挤压试验） 嘱患者仰卧于治疗床上，下肢伸直，医师站于患者患侧，一手握住患者踝关节向外侧推抬，另一手置于该侧膝关节外上方向内侧推压，使内侧副韧带紧张度增加，如膝关节内侧疼痛为阳性，提示内侧副韧带损伤；再向相反方向加压，若出现外侧膝关节疼痛为阳性，提示外侧副韧带损伤（图 1-5）。

4. 髌骨摩擦试验 嘱患者仰卧于治疗床上，下肢放松，医师一手按压在患者患侧髌骨上，另一手握住该侧小腿，并被动伸屈膝关节，如医师按压在髌骨上的一手可感到髌骨与股骨之间有摩擦感，或听到粗糙犹如刮过布或桌面的声音，同时患者伴有疼痛，则为阳性，见于髌骨软化症（图 1-6）。

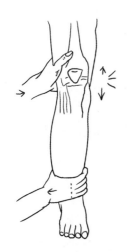

图 1-5　侧方挤压试验

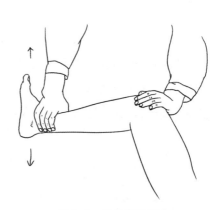

图 1-6　髌骨摩擦试验

5. 抽屉试验 嘱患者仰卧于治疗床上，患侧膝关节屈曲90°，医师站于患者足侧，双手握住患者该侧小腿上端用力做抽屉状前拉后推动作。正常膝关节因前后交叉韧带的限制，小腿上端被抽屉状推拉时，不会有很大的移动。若患者小腿上端向前能被拉动，提示膝关节前交叉韧带断裂；若患者小腿上端向后能被推动，提示膝关节后交叉韧带断裂。该试验必须以正常解剖位置为起点，如不能确定正常位置时，可以嘱患者放平膝关节，观察膝关节自然状态下的解剖位置来确定（图 1-7）。

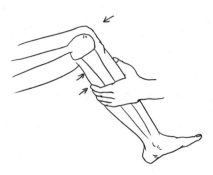

图 1-7　抽屉试验

6. 膝关节过伸试验　嘱患者仰卧于治疗床上，下肢伸直，医师一手固定患者患侧膝部，另一手托起小腿，使膝过伸，若出现疼痛则患者可能存在半月板前角损伤、髌下脂肪垫肥厚或股骨髁软骨伤（图 1-8）。

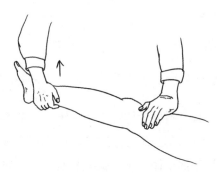

图 1-8　膝关节过伸试验

7. 浮髌试验　嘱患者仰卧于治疗床上，患侧下肢挺直，暴露膝关节，医师将一手压在患者患侧髌骨上囊部及髌骨周围，向下挤压使膝关节内液体集中于膝关节腔，然后用另一只手拇指、中指固定髌骨内外缘，食指按压髌骨，若发现髌骨存在漂浮感，重压下沉，不压浮起，则判断为浮髌试验阳性，提示膝关节腔内存在积液（图 1-9）。

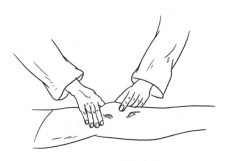

图 1-9　浮髌试验

8. 挺髌试验　嘱患者仰卧于治疗床上，患侧下肢挺直，暴露膝关节，医师用手掌部稍用力将髌骨向足部方向推压，同时嘱咐患者用力收缩下肢股四头肌，若诱发髌骨及其周围组织疼痛，即为挺髌试验阳性，多见于髌骨软化症（图 1-10）。

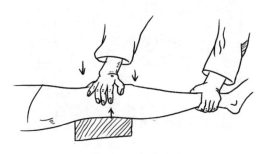

图 1-10　挺髌试验

9. 交锁征 患者坐于治疗床或者椅子上，暴露下肢，患者主动屈伸自身膝关节数次，若诱发膝关节明显疼痛，屈伸有明显障碍时，即为交锁征试验阳性，见于半月板撕裂、移动或者脱位等（图1-11）。

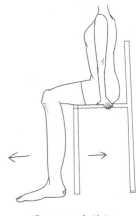

图1-11 交锁征

八、影像学检查

（一）X线检查

X线检查是膝骨关节炎首选的基本检查，经济简便，用于急性膝骨关节炎或者是伴随半月板损伤引起的膝骨关节炎。常见的拍摄位为膝关节正侧位片，通常用于对骨和软骨面的观察，但对肌肉、韧带、周围组织等的观察效果不理想，临床用于评估骨的损伤；X线的另一种用途是测量膝关节间隙宽度，较其他影像手段的重复性和敏感性更高（图1-12、图1-13、图1-14）。

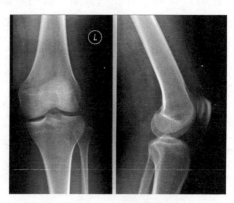

图1-12 轻度膝骨关节炎

（未见明显骨赘，关节间隙基本正常）

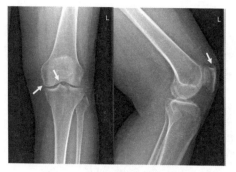

图 1-13　中度膝骨关节炎

（膝关节明显骨赘形成，膝关节间隙变窄）

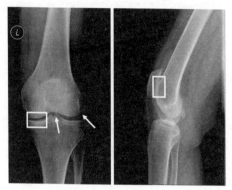

图 1-14　重度膝骨关节炎

（箭头示：膝关节大量骨赘形成，方框示：膝关节间隙明显变窄）

（二）计算机体层摄影（CT）检查

CT 检查密度分辨力高，可直接显示 X 线检查无法显示的器官，CT 检查可清晰地显示半月板损伤，特征为膝骨关节炎患者半月板损伤的裂隙边缘欠锐利，与半月板急性损伤的裂隙有明显差别。但 CT 检查对膝骨关节炎的诊断有较大缺陷，因细小病变常被骨皮质遮盖，故不能显示骨、肌肉内细小病变。所以，CT 检查膝关节可应用于膝骨关节炎与膝关节骨折的鉴别诊断，但用于对骨关节炎的诊断相对较少。

（三）磁共振成像（MRI）检查

由于 MRI 能够更准确地评估和区分膝关节各组织的轮廓和边界，更清楚地观察肌肉和关节骨，更深入地了解膝关节表面纤维层病变情况，更好地显示膝关节软骨结构、前后交叉韧带、双侧副韧带与周围再生骨组织情况，所以适用于膝关节整体结构观察，特别是针对软组织损伤，病变肌肉、滑囊、腱鞘以及软骨下骨等膝骨关节炎主要病变部位的观察，具有极高的诊断价值和更好的安全性。并且，MRI 较 X 线检查辐射量小，操作简便，安全可靠，为患者所接受，近年来已逐渐成为临床新热点，同时出现了 MR 关节造影、MR 仿真关节镜等基于 MRI 发展的临床新技术。MRI 检查虽然是评估膝骨关节炎的最好方式，但在扫描时应注意操作方法，以期提高信噪比，获取更为全面和客观的图像，减少影响 MRI 结果的各种人为干扰因素（图 1-15、图 1-16、图 1-17）。

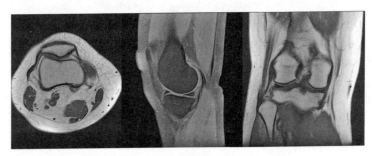

图 1-15　轻度膝骨关节炎
髌骨股骨关节面关节软骨良好，半月板无明显变性，关节间隙良好，
软骨下骨未见骨水肿及囊样变

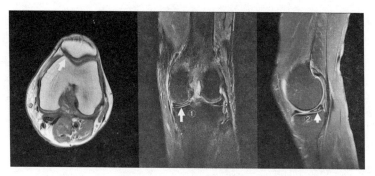

图 1-16　中度膝骨关节炎

髌骨股骨关节面软骨变薄（如箭头①所示），半月板明显变性（如箭头②所示），关节间隙变窄，软骨下骨少量骨水肿

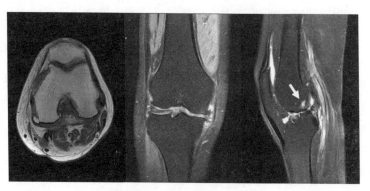

图 1-17　重度膝骨关节炎

髌骨股骨关节面软骨明显磨损，半月板严重变性，关节间隙明显狭窄，软骨下骨明显骨水肿（如箭头所示）

九、主要治疗方法

目前，膝骨关节炎主要以药物治疗为主，按其给药方式主要分为：口服类药物、外敷类药物、局部作用类药物。口服类药物以非甾体抗炎药为主；外敷类以止痛药物为主，如扶他林；局部作用药物以局部注射麻醉或者关节营养药物为

主。药物治疗可以有效地治疗轻中度的膝骨关节炎，缓解疼痛，促进膝关节康复。但是，药物治疗对于终末期的膝骨关节炎患者疗效一般，故在保守治疗无效时，推荐手术治疗。同时，康复理疗对膝骨关节炎有一定的作用，例如臭氧、疼痛治疗仪、短波等，可以增加膝关节活动度、负重、行走的能力，促进膝关节功能的康复。

十、预后

大部分临床症状和 X 线所示早中期的膝骨关节炎患者，在积极治疗后，全身症状可明显减轻或者消失；疼痛偶发，持续时间减少或者消失；功能障碍较少，关节活动度增大，行走有力，晨僵现象明显减少或消失；下肢主要肌肉的肌力和耐力可以明显增加；影像学检查无进一步的软骨损害，关节间隙没有继续变窄，各临床症状评分改善。如若延误治疗或者治疗不力，致使膝骨关节炎发展到后期可造成患者有严重的关节畸形或关节功能障碍，预后较差。因此，治疗骨关节炎应遵照早期、积极、合理的治疗原则，尽早改善患者的生活质量，降低致残的概率。

第二节　推拿治疗概述

一、中医对膝骨关节炎的认识

（一）病因病机

膝骨关节炎属于中医"骨痹"范畴，"痹"概括了本病属于关节及经脉处瘀邪闭阻不通的本质。中医认为，膝骨关节炎的病因常由内因、外因、不内外因引起。内因多由素体虚衰，导致人体正常的运化功能减退，从而推动乏力，关节舒展不利；外因是正体虚衰之时，外邪乘机入侵，则容易引起关节处闭阻不通，形成膝骨关节炎；不内外因是指人体外伤所致的瘀血，或由于气血运化不利所产生痰湿等病理产物聚集关节，阻滞经脉，形成膝骨关节炎。

1. 本体素虚（内因） 本虚为膝骨关节炎的内在病因，肾主骨髓，肝主筋脉，随着年龄的增长，身体器官的逐渐衰退，肝肾渐亏，筋骨失养，不荣则痛，或者有平素阳虚者，怕冷畏寒，体内之火无法温养周身，极易引起四肢小关节的疼痛，出现手脚发凉、怕冷等症状。同时，人体虚衰，可导致患者患病之后，无力驱邪外出。肝肾亏虚或素体阳虚为内在的根本主因，见于膝骨关节炎病程较长患者。

2. 外邪入侵（外因） 风、寒、湿邪为常见的易袭人体之外邪，也是膝骨关节炎的发病诱因。多由于人体处于寒湿的环境，或者冬季受冷，或者是处于高寒多风地区，缺乏防护措施。此种环境下，风、寒、湿等外邪，容易侵入人体并停留在膝关节等骨节薄弱之处，导致膝关节气血运行停滞，引起疼痛、肿胀等功能障碍。风、寒、湿邪常常合并侵袭人体，如长期工作在野外、雨雪天露宿，或处所潮湿、汗出当风，或涉水冒寒、水中作业等环境时，体外之邪与生活环境、气候条件有密切关系，此时，人体正气的盛衰也是发病与否的关键因素。膝骨关节炎病程较短患者多见体外之邪侵袭，外邪从寒化者为风寒湿邪，从热化者为风湿热邪。

3. 瘀血痰湿等（不内外因） 膝骨关节炎也可由瘀血、痰湿等病理产物所致。人体体虚之时，气化功能变弱，导致气血津液在经脉、骨节之处运行不畅,"化失其正"而成痰液,往往与脾胃所生之湿聚集一处,痰湿聚集,形成肿块,闭阻脉络,导致膝骨关节炎;另外,跌倒挫伤之后,瘀血蓄积,人体气机升降失调,容易形成局部组织的气血运行不畅,形成瘀血堆积于膝关节。因此,痰湿阻滞机体关节之处,或者是跌扑挫伤所致瘀血堆积,亦可致膝骨关节炎。

(二)辨证论治

中医很早就对"骨痹"的辨证论治有所论述,但古代文献中并未作出较为统一的分型,仅提出其内在病因是由于肝肾亏虚,及风、寒、湿等外邪侵袭。现代中医学家们在结合多年膝骨关节炎诊治经验及古籍文献的理论指导下,提出了更多的证候分类标准,如阳虚寒凝证。结合诊治经验,又找到了其他相关的病因,如痰湿亦可以在膝骨关节炎处聚集,从而形成关节处闭阻不通,形成疼痛和功能障碍。《中医病证诊断疗效标准》将膝骨关节炎中医证候分为肾虚髓亏、阳虚寒凝、瘀血阻滞三型;《中医骨病学》则将本病分为:邪实证(风寒湿痹和风湿热痹)、正虚证(气血亏虚、脾肾阳虚、肝肾阴虚)、瘀血痰浊证(瘀血留滞、瘀痰凝结)。

目前,关于膝骨关节炎分型尚未完全统一,且无公认、权威的辨证分型标准。但从各种分型来看,膝骨关节炎的病因以体虚为本,风、寒、湿、瘀血、痰为标。本书结合临床实践中证型的出现频率及膝骨关节炎基本病因病机,合并了部分类似的分型,同时添加了近代医家认可的证型,在前期诸多分型的基础上,将膝骨关节炎分为风寒湿痹、风湿热痹、肝肾亏虚、气滞血瘀、阳虚寒凝、痰湿壅盛6个证型,较好地概括了膝骨关节炎本虚标实的基本病因病机。

（三）临床常用治疗方法

目前，膝骨关节炎主要的中医药治法包括中药汤剂内服、中药外敷、熨烫技术、敷贴、针灸（普通针刺、灸法、小针刀、电针等）、推拿等。根据施治方法的不同，可以分为中医内治法和中医外治法。其中，推拿属于中医外治法的一种，是特定频率和操作模式的手法施治于受术部位，施展补泻调理之功，起到舒筋通络，松解膝关节韧带各处的粘连，促进膝关节内部血液、关节液循环的作用，从而有效治疗膝骨关节炎。

二、膝骨关节炎中医体质相关

国内临床采用《中医体质分类与判定》标准制作的评分对膝骨关节炎患者进行体质问卷调查，特别是重点开展了不同省份、城市、农村，区别高原、平原等的诸多差异，进行了相应的人群中医体质分布特点研究。广泛的调查结果显示，易患膝骨关节炎的人群既有共同特点，但又有体质的偏差不同。

易患膝骨关节炎的人群体质的共同特点以虚性体质为主，同时体质兼平。在此基础上，各地区存在一定的偏差，如在城市和经济较发达的平原地区，往往患者油腻类食物、瓜果、饮料等生湿之物摄入较多，因此痰湿、血瘀体质是膝骨关节炎的高发体质；而在农村和经济较差的高原地区，往往阳虚体质是膝骨关节炎的高发体质。这与现代医学所证实的高体重肥胖患者是膝骨关节炎高发人群相对应。同时，体质研究也证实，女性人群中多存在气滞、气虚体质，这与女性高发膝骨关节炎也密切相关；而男性人群中，阳虚、痰湿的体质往往较为高发膝骨关节炎。综上所述，痰湿体质、血瘀体质、女性的气虚体质及气滞体质较为高发膝骨关节炎，需要在平时生活中多注意膝关节锻炼和保养，减少软骨损耗，预防膝骨关节炎的发生。

三、推拿治疗膝骨关节炎的历史

推拿属中医传统治疗方式之一，其理论基础是经络腧穴理论，通过运用推拿手法刺激人体腧穴，以达到治病、延年、益寿的目的。推拿是传统医学中的具有鲜明特色和实际疗效的外治法，古时具有"按摩""蹻摩"的别称。其历史可以追溯到远古时期对受伤者的抚触，在秦汉以前，就形成的一门独特的医疗技术。随着中医理论以及经络腧穴理论的逐步完善，隋唐时期，形成了中医推拿学较为完善的体系。时至清代，随着对西医解剖学的逐渐了解，推拿体系的理论和实践更为丰富，进一步促进了推拿的蓬勃发展。

《黄帝内经》首次提出了"骨痹"的概念，即现代所指的膝骨关节炎。《素问·长刺节论》曰："病在骨，骨重不可举，骨髓酸痛，寒气至，名曰骨痹。""骨痹"属于"痹证"范畴，在《黄帝内经》中，对其形成病因及骨痹与筋的关系，都有较多的论述，如《素问·痹论》曰"以冬遇此者为骨痹"；《济生方·痹》所云"皆因体虚，腠理空疏，受风寒湿气而成痹也"；《素问·脉要精微论》曰"膝者，筋之府，屈伸不能，行则偻附，筋将惫矣"。按摩推拿常用于治疗筋骨损伤等疾患，并且针对"痹证"形成了一定的治疗体系，奠定了其理论基础。对"骨痹"的病因，历代医家进行了深入的发掘和研究，提出"骨痹"的本质为"本虚标实"，即内在肝肾亏虚，外在风、寒、湿邪侵袭等所致，如《张氏医通》所云："膝痛无有不因肝肾虚者，虚则风寒湿气袭之。"随着膝骨关节炎的病因、诊断等逐步明确，推拿治疗进入了高速发展时期，形成了推拿单手法和推拿与其他疗法结合的2种治疗膝骨关节炎的方式。推拿单手法治疗膝骨关节炎适合于患病程度较轻，没有较多时间来往医院的患者；对病情程度较重，有时间住院或接受长时间治疗患者，可以采用推拿与其他疗法相结合的方式综合施治，更好地缩短治疗时间，缓解疼痛，促进膝关节功能的恢复。推拿单手法由一指禅推法、松筋滑利手法、按揉点穴法、运动手法等方法组成；而推拿与其他疗法的结合则往往由推拿与中药内服、中药外敷、针刺、熨烫技术分别相结合，最常见的是推拿与针刺结合施治膝骨关节炎。

四、推拿治疗膝骨关节炎的理论机制

（一）中医治疗的理论机制

1. 疏通经络，散瘀止痛　经络是运行气血、联系脏腑和体表及全身各部的通道，是人体功能的调控系统。"气伤痛，形伤肿""不通则痛"，经络阻滞是膝骨关节炎的病机之一。膝骨关节炎的本质是由于人体脏腑的虚弱，体内气血运行不利，加之外邪侵袭，产生闭阻不通的痹证，形成疼痛、功能障碍等症状。推拿手法可以有效地舒筋通络，缓解不通之处，使经络通畅，产生止痛效果，从而缓解和治疗关节处疾患。

2. 调和气血，扶正祛邪　《内经》中提到"正气存内，邪不可干""邪之所凑，其气必虚"。膝骨关节炎的本质是本虚标实，当机体虚衰时，各种外邪才能趁肌肤腠理空虚，正气无法抵抗而侵入体内，通过推拿手法能够运行气血至五脏六腑，从而调整脏腑功能，促进气血在皮肉筋骨输布，保证血脉筋骨中营气充足，脉外皮表卫气强盛，提高身体正气和皮肤腠理的防御能力，祛除外在邪气的干扰。

3. 松解粘连，滑利关节　膝骨关节炎的本质是筋骨病，关节间隙的减小，筋膜组织的疤痕增生，关节附属结构的粘连，软骨面的磨损和破坏，而导致的膝关节无法正常伸直、屈曲、旋转，形成膝关节功能障碍。"骨错缝，筋出槽"是导致筋骨病的基本病机。推拿手法，特别是关节运动类手法，可以松解粘连的肌肉、韧带组织，理顺错乱的筋骨，滑利关节，消肿散瘀。

（二）现代医学的理论机制

1. 促进软骨修复　软骨的凋亡和坏死是膝骨关节炎的核心病理表现，软骨的营养代谢是由关节腔内的关节液提供营养物质进行交换的。膝骨关节炎时，软骨坏死、脱落，关节间隙减小，关节液减少，且关节液内营养物质含量也相应减少。推拿手法，特别是对髌骨附近操作的手法，可以改善局部血液循环，促进软骨代谢及营养物质的交换，加速软骨基质的合成以及新生骨的形成，从而修复软骨。推拿手法所施加的力度与振动的刺激，可以刺激细胞内外的信号环境，刺激整合素的形成，调节细胞外基质的黏附过程，促进软骨细胞的生长分化。

2. 促进炎性细胞因子的吸收　膝骨关节炎时，软骨和滑膜产生强烈的免疫应答反应，分泌的促炎性细胞因子，使关节液中炎性细胞因子含量上升（如 IL-1β、IL-6、TNF-α、PGE$_2$），同时，抗炎性细胞因子分泌减少，关节液中炎症抑制因子含量下降（如 IL-10）。推拿可以改善膝关节局部的血流动力学，加速动脉血的输入和静脉血的回流、血液与关节液的交换以及促炎性细胞因子的吸收和排出，改善膝关节局部的炎症反应。

3. 促进氧化还原反应的平衡及自由基的吸收 在膝骨关节炎的炎症反应过程中，伴随着升高的氧化应激反应。生物化学因子活性氧簇（Reactive Oxygen Species，ROS）在膝骨关节炎病理进程中起到了重要作用，其中丙二醛（Malondialdehyde，MDA）是氧化应激反应的一种重要产物，直观反映了 ROS 脂质氧化水平。膝骨关节炎患者的血清及关节液中存在 ROS 脂质氧化的异常，从而形成对关节软骨的破坏。推拿手法可以提升局部抗氧化酶水平，清除膝关节腔内部自由基，同时，加速了血液循环和关节液的交换，使关节液内部自由基含量减少，阻断了脂质过氧化对膝关节软骨的破坏。

4. 调节生物力学平衡 推拿手法可以改变膝关节及周围组织的生物力学平衡，膝关节上端为腰椎及骨盆，从上而下，形成完整的生物力线，承担了人体的负重和行走等功能。腰椎的退变可导致膝关节上端关节力线的改变，从而使膝关节受力不均匀，逐步磨损软骨，形成膝关节骨赘、游离体等；下肢部如股四头肌的萎缩，肌力减弱，对膝关节的牵张力变化导致膝关节力学的改变，从而影响骨的受力。推拿手法如揉法、擦法等操作，可调节肌肉纤维长度，修复肌肉组织力学结构，加速肌肉内部的血流动力学特性，改善肌细胞功能恢复，促进损伤肌肉的组织形态恢复，纠正不平衡的力学关系，促使关节稳定。推拿手法中的膝关节运动手法，可以恢复膝关节的正常承重力线，刺激膝关节运动相关的肌肉，增加肌肉活动及耐受能力，缓解周围韧带、肌肉挛缩，调整膝关节上下的肌力，恢复生物力线的平衡，改善膝关节功能。

5. 松解膝关节内部结构及组织粘连 当膝骨关节炎处于炎症进程时，随着炎症的加剧，关节间隙的逐渐狭窄，滑膜炎症的产生，关节内部的滑膜、韧带、软骨等逐渐产生粘连、炎性融合，从而加剧膝关节伸展、旋转等障碍，限制了膝关节的功能。推拿手法可以松解挛缩的肌肉，恢复韧带、滑膜组织的原有弹性，松解皮下筋膜组织增生的疤痕，恢复膝关节内在结构，促进功能的恢复。

五、推拿施治手法要求

1. 持久 持久是指推拿医师能够长时间地按照各手法的相应要求进行施治，由于人体体表高低不平，在这种情况下，需要做到动作不随着时间推移而变形。推拿手法的持久能够达到治疗的有效量，从而调治经络，补益脏腑，祛除外邪，改善膝骨关节炎患者病情。

2. 有力 有力是指推拿医师手法在施治时的力量，这种力量是一种能够传递的适度的力量。在推拿施治中，力是疗效的基础。

3. 均匀 均匀是对手法施治的频率和幅度的要求，手法的节奏统一，轻重适宜。均匀与有力相结合，是推拿医师手法轻重适宜的体现，非暴力和突发力，全程均要用力而不得一时有力一时无力。

4. 柔和 推拿施治时，力度应当柔和有力，柔和是相对于刚劲而言的，是动作的平稳和自然。柔和是保证推拿施治对组织产生良性作用的基础，而不是暴力对组织产生二次损伤，以免加重患者病情。

5.深透 深透是推拿手法应达到的结果，推拿医师是在持久、有力、均匀、柔和的手法基础上，使患者能明显感觉到力度有效地深入体表，达到受损的关节和肌肉内部，手法实现力透溪谷，产生相应的生物效应，调整内部脏腑的功能。

六、推拿前后的注意事项

1.推拿环境需要安静，空气流畅，不可在完全密闭、闷热、嘈杂不安的环境中进行。

2.推拿前需要观察患者状况，询问是否存在空腹、低血糖、低血压等症状，对上述情况存在者不宜立即推拿。

3.平时工作中，推拿医师需要剪短指甲，避免戴戒指、扳指、手环等，避免弄伤医师和患者皮肤。

4.推拿开始前和结束后，医师需要清洁手部，避免交叉感染。

5.在冬季，医师需适当地搓热手部，以免与患者体表接触时患者感觉过于冰冷，使患者产生抵触情绪，降低疗效。

6.推拿施治结束后，嘱患者避免受术部位再次受凉，如接触冷水、吹空调等，有条件者可对受术部位热敷。

七、推拿手法的补泻施治

推拿手法的补泻操作与药物的补泻不同，推拿不是具有相反药性的药物进行补泻施治，而是通过不同节奏、方式、方向的运动和施力，给予施治部位不同刺激，从而对膝骨关节炎进行虚实证的补泻操作，可分为以下几种补泻操作。

1.循膝关节部经络顺推为补，逆膝关节部经络推为泻。

2.在摩法操作中，顺时针为补，逆时针为泻。

3.轻刺激手法为补，重刺激手法为泻。

4.慢速手法为补，快速手法为泻。

5.治疗持续时间较长为补，持续时间较短的治疗为泻。

八、推拿治疗的适应证和禁忌证

（一）适应证

1.推拿操作适合于大部分以骨质增生、软骨破坏、肌肉韧带损伤，且症状和X线分期都属于轻中度的膝骨关节炎患者。

2.部分症状表现严重及存在手术指征者，但X线示关节间隙尚存，软骨面基本保留的患者，谨慎选择推拿治疗。

3.部分伴有半月板损伤的膝骨关节炎患者。

（二）禁忌证

1.膝关节疼痛伴随功能障碍，但由膝关节结核、骨肿瘤、风湿和类风湿性关节炎等不属于骨性关节炎引起的患者。

2.膝关节周围有化脓性感染的患者。

3.症状严重，X线分期属于晚期，关节软骨严重破坏，并发关节内严重游离体、急性滑膜炎、大量关节积液及严重关节畸形，需要手术治疗的患者。

4.症状严重，X线分期属于晚期，膝关节间隙过于狭窄甚至消失；膝关节间形成骨桥，膝关节呈现骨性强直；患侧下肢有血管、神经损伤，具备手术指征的患者。

5.心、肺、肝、肾功能严重下降，多器官衰竭，肿瘤，贫血等恶病质患者。

6. 重度、全身皮肤疾病患者，或者是治疗部位有严重皮损患者。

7. 正在服用或者准备服用抗癌药物、类固醇类、免疫抑制剂等对身体机能有严重影响药物的患者。

8. 妊娠期、哺乳期或备孕期的妇女。

9. 骨折患者。

10. 传染病患者。

11. 精神病史患者。

十、推拿治疗过程中的意外及处理

在推拿过程中，由于各种原因导致的患者出现意外情况，需要及时有效的处理。尽管推拿是一种安全无毒副作用的治疗手法，但如果新接触和学习推拿手法的医师对手法运用不恰当，对解剖结构不了解，强行使用某些重刺激手法时，可能出现推拿意外，需要推拿医师们及时注意，在意外发生时做出正确判断和给予相对应的处理。

（一）推拿意外的预防

1. 患者需要取合适的体位，每一种推拿方法都有相对应的体位，如患者仰卧位和俯卧位的区别。仰卧位可以用于膝关节拔伸等手法，而俯卧位可以进行膝关节摇法，一指禅手法患者坐位和卧位都可以操作。

2. 推拿医师操作时，需要用心去体会和掌握推拿手法动作的起点和终点，以及施治部位的解剖结构和特点，做到胸有成竹。

3. 推拿医师运用施治手法时，需要用力柔和均匀，大部分手法全程都要发力，切忌粗暴和迅猛发力。

4.施治推拿手法需因人而异，膝骨关节炎多为中老年患者，随着年龄增长，其骨密度往往随之降低，过重的手法很容易导致骨折，尤其对80岁以上的老年患者采取轻手法，不宜重刺激。

5.关节运动类手法包含了屈膝、伸膝法、内收法、外展法、拔伸法、摇法等，在扩大膝关节活动度的同时，不可避免地会牵拉粘连的肌肉、韧带、筋膜，手法实施过程中需随时观察患者反映。

6.运用频率较快的手法（如擦法）时，可以加用推拿介质，防止破皮、红疹等。

（二）推拿意外的分类和处理

1.皮损　摩擦类手法可能导致皮损，比如推法可以对皮肤产生摩擦，而擦法可以在短时间内积聚较强的热量，如果过度用力就会引起皮肤破裂、红疹等皮损症状。另如，一指禅推法施治时，医师如果没有修整指甲，没有吸定患者皮肤，也会导致皮肤破损等。

（1）诱因：①手法的频率过高，未及时观察患者的反应和局部皮肤的反应；②手法施治时未吸定皮肤；③医师手部自身清洁程度。

（2）处理：①损伤处立即停止推拿治疗；②做好损伤处的清创，防止皮肤进一步感染；③破损处皮肤视情况加用纱布包扎。

2.骨折　骨折为最严重的推拿意外。推拿医师在操作按压及逆关节运动的手法时，可能出现用力太过拉扯患者骨骼，从而发生骨折意外。

（1）诱因：①患者年龄较大，骨密度较低，骨质松脆，容易在上述手法诱导下发生骨折；②由于患者治疗体位不当，逆关节操作而致骨折。

（2）处理：①立即停止推拿操作；②做对症的整复、固定、包扎处理；③通知骨科医师会诊，必要时手术治疗。

3. 瘀斑 瘀斑是推拿后出现皮下出血的症状。在膝骨关节炎的治疗过程中，由于膝关节表面皮肤并不平整，很可能导致患者在接受推拿治疗后，出现小范围的皮下出血，造成局部青紫、瘀斑。

（1）诱因：①患者有长期服用抗凝血药物史，使皮肤表层的毛细血管脆性大为增加；②患者存在血小板较少等疾病。

（2）处理：①小块青紫瘀斑无须处理，多数在3天左右自行消退；②局部青紫瘀斑较大者，可以参考摔伤等疾患处理原则，在24小时之内用冰块冷敷以停止出血，24小时之后采用热敷，促进局部组织的血液流动，活血化瘀，消肿散结。

4. 疼痛 疼痛为较常见的推拿反应。疼痛可发生在推拿治疗时，也可发生在治疗结束24小时内。推拿所致疼痛在初次接受推拿治疗的患者中较为常见，这可能与皮肤感受器初次接受较大的压迫有关，推拿治疗后，再次按压时疼痛可更为剧烈。

（1）诱因：①局部施术时间过长，皮肤及深层肌肉组织无法耐受；②推拿医师的手法过于急躁，用力大而不均匀，导致局部组织压强过大。

（2）处理：①推拿所致疼痛一般不需要处理，可在几天内自动消失；②对疼痛剧烈者进行热敷，可缓解患者的疼痛。

5. 晕厥 部分患者由于年老体虚，在接受推拿治疗时，出现手脚突然冰冷，重者立即晕倒，其症状类似于"晕针"。

（1）诱因：①自身因素，如患者空腹，或过于疲劳时，在接受推拿治疗时容易晕倒；②疾病因素，患者存在严重的血管畸形、高血压、低血压等疾病，或者素体血糖偏低；③手法因素，在膝骨关节炎施治时，如在实施拔伸类、旋转类手法时，可能会造成患者下肢血供不足，致下肢短时冰冷；④环境因素，就诊环境过于闷热，夏天和雷雨天易见，通风不畅而使患者感觉不适。

（2）处理：①对治疗中出现晕厥的患者，立即停止推拿治疗，将其平躺于治疗床上，敞开衣领通畅呼吸，有条件时立即监测脉搏和血压，闷热环境立即开窗通风；②针刺或者掐按人中、十宣等穴位；③如果晕厥不能马上恢复，立即寻求急诊内科医师帮助。

第二章

推拿治疗膝骨关节炎的应用

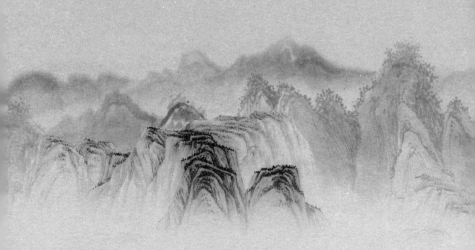

第一节 常用手法

一、摆动类手法

（一）一指禅推法

一指禅推法是推拿医师以拇指指端或螺纹面为着力点，肘关节为支点，前臂主动摆动，带动腕部往返摆动和拇指掌指关节或拇指指骨间关节的屈伸活动。手法频率为每分钟120～160次。一指禅推拿手法是一指禅推拿流派的代表性手法，与滚法等适合大面积肌肉、腰背等处的手法不同，一指禅推法是适合膝关节非平整面的穴位、敏感点、压痛点施治的一种手法。一指禅手法强调以指代针，重视对局部穴位的治疗，可以更为有效的辨证论治，对患者的病情做出判断之后，再行施治，从而提高治疗膝骨关节炎疗效，减轻患者膝关节疼痛，恢复行走功能。一指禅推法的操作要点如下。

（1）沉肩：肩部自然放松下沉，不可耸起。

（2）垂肘：肘关节自然下垂，坐位操作时，肘部略低于腕部。

（3）悬腕：腕关节自然悬屈接近90°，不可过于勾紧腕关节以免影响灵活度，使动作变形，导致施治力度减小。

（4）虚掌：除拇指着力外，其他手指都要放松，自然弯曲，手握空拳。

（5）指实：拇指的指端或指腹吸定于一点，不可跳跃或与体表产生摩擦。

（6）紧推慢移：紧推，拇指摆动频率较快，每分钟 120～160 次；慢移，拇指移动频率较慢，强调吸定之后缓慢移动，拇指指端或螺纹面在施术部位上移动不能太快。

一指禅推法可以单手或者双手操作，在膝骨关节炎治疗中，常用的单手操作分为以下几种：一指禅螺纹面推法、一指禅指尖推法、一指禅偏锋推法、一指禅跪推法。

1. 一指禅螺纹面推法　一指禅螺纹面推法着力于拇指螺纹面，强调拇指的正面操作，拇指的屈曲幅度比较大。

推拿医师四指内收，以拇指螺纹面着力于施治部位。沉肩、垂肘、悬腕，以肘关节为支点，前臂主动摆动，带动腕部做规律的往返摆动的同时，拇指掌指、指间关节做屈伸运动，频率在每分钟 120～160 次（图 2-1）。

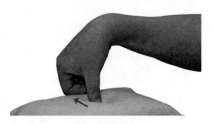

图 2-1　一指禅螺纹面推法

【操作要点】

（1）拇指螺纹面一定要吸定患者受术部位皮肤。

（2）动作节奏要稳定，来回均要用力。

（3）沉肩、垂肘、悬腕、掌虚、指实、紧推慢移，力度柔和有力。

【在治疗膝骨关节炎中的应用】一指禅螺纹面推法接触面较大，动作相对温和，患者感觉力道深透，适合腰背部、胸腹部等处的操作。一指禅螺纹面推法具有比较温和的特点。在膝骨关节炎的施治中，一指禅螺纹面推法较为适合膝关节正面穴位，如内外膝眼、鹤顶穴等的治疗。

2. 一指禅指尖推法 一指禅指尖推法着力于拇指指尖，强调拇指的指尖操作，拇指指关节的屈曲幅度比较小。推拿医师掌指部自然伸直，拇指内收，以拇指指尖着力于施治部位。沉肩、垂肘、悬腕，以肘关节为支点，前臂主动摆动，带动腕部做往返摆动，拇指掌指关节的屈伸运动，频率为每分钟 120～160 次（图 2-2）。

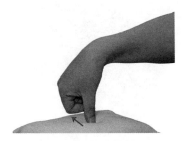

图 2-2　一指禅指尖推法

【操作要点】

（1）指间关节的屈曲由腕关节的摆动带动，注意发力点为腕关节，不可由指间关节屈曲带动腕关节，推拿医师手腕部的劳损，使动作容易变形。

（2）一指禅指尖推法强调吸定患者受术部位皮肤。

【在治疗膝骨关节炎中的应用】一指禅指尖推法接触面最小，患者感觉刺激最为强烈，较为适合腰背部、胸腹部等躯干的操作。由于一指禅指尖推法接触面最小，医师在长时间的推拿操作中，指尖容易从皮肤处滑脱，或者是不再保持垂腕悬肘的一指禅推拿动作标准，导致动作变形，影响施治疗效。因此，推拿医师需要尤其注意对患者施治部位皮肤的吸定。在膝骨关节炎的施治中，此法常用于背部穴位，如肾俞、命门等穴的治疗。

3. 一指禅偏锋推法　一指禅偏锋推法着力于拇指末节桡侧缘，强调拇指的侧面操作。推拿医师掌指部自然伸直，拇指内收，以拇指桡侧偏锋着力于施治部位。沉肩、垂肘、悬腕，以肘关节为支点，前臂主动摆动，带动腕部使拇指掌指关节做屈伸运动，频率为每分钟 120～160 次（图 2-3）。

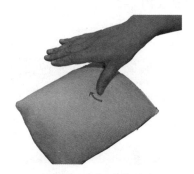

图 2-3　一指禅偏锋推法

【**操作要点**】

（1）由于一指禅偏锋推法是拇指侧面操作，对吸定要求比高，注意在操作时不能打滑。

（2）多用于不平整关节面的施治，注意随着体表肌肉的起伏保持拇指侧面着力。

【**在治疗膝骨关节炎中的应用**】一指禅偏锋推法动作轻柔，患者感觉较为舒适，具有宁心益神、活血化瘀、疏通经络的特点。在膝骨关节炎的施治中，一指禅偏锋推法较为适合阴陵泉、阳陵泉、血海、曲泉穴等膝关节侧面的治疗。

4. 一指禅跪推法　一指禅跪推法着力于拇指指间关节，

强调拇指的侧面操作。推拿医师掌指部自然伸直，拇指内收，以拇指指间关节背部桡侧面着力于施治部位，其余四指自然放松。沉肩、垂肘、悬腕，以肘关节为支点，前臂主动摆动，带动腕部使拇指指间关节做屈伸运动，频率为每分钟120～160次（图2-4）。

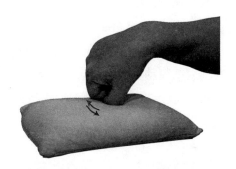

图2-4　一指禅跪推法

【操作要点】

（1）一指禅跪推法的往返幅度较小，注意防止动作变形。

（2）在往返的过程中力度需要均匀，来回均要用力。

（3）一指禅跪推法直接采用关节用力施治，因此不可直接用力于患者关节骨头处，应当在肌腱、皮肤、肌肉处施治，以免医师与患者关节直接碰撞产生疼痛。

【在治疗膝骨关节炎中的应用】一指禅跪推法用力集中，刺激量大，适合于重推穴位，力道刚劲有力，属于大补阴阳之法，同时其力矩较短，适合于骨缝及关节，膝关节旁边韧带、肌腱等处。

（二）滚法

滚法是一种以手背近尺侧部在机体施治部位做来回滚动的手法。滚法为上海丁季峰先生所创，是滚法推拿流派的标志性手法。推拿医师以第 5 掌指关节背面吸定，用手背近尺侧部分在受术部位做来回滚动。医师肩关节放松，前臂带动腕关节屈伸 120°，即在前滚至屈腕 80° 而后滚至伸腕 40° 的区间，操作时注意手背面尺侧部一般面积接触到受术部位，同时腕关节在前臂的带动下略做向前旋转动作，注意小鱼际及掌背小指需全程吸定患者受术部位。手法频率为每分钟 120～160 次（图 2-5、图 2-6）。

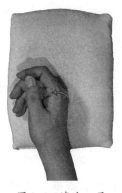

图 2-5　滚法－屈

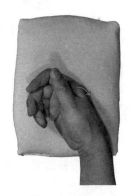

图 2-6　滚法－伸

【操作要点】

（1）肘关节屈伸至 120°～140°。

（2）推拿医师站立位，双侧肩部自然放松下垂。

（3）手腕要放松，腕关节屈曲幅度要大，使手背滚动幅度控制在 120° 左右。

（4）滚动时，第五掌指背侧着力点要吸附于受术部位上，不可跳动、顶压或用手背拖动摩擦。

（5）手法应当连续均匀，呼吸自然，用力要柔和，避免手背重力撞击体表操作部位，压力适中，均匀施力，不可粗暴。

（6）㨰法为屈伸滚动的动作，在屈和伸动作时手腕部均要用力。

【在治疗膝骨关节炎中的应用】㨰法为中医推拿的特色手法，是一种腕关节屈和伸的连贯手法，也是屈伸和旋转的协同手法。㨰法适合施治于大面积部位，或者是肌肉处，具有舒筋通络、活血化瘀的功效。在膝骨关节炎的治疗中，㨰法多用于对大面积部位，如㨰法治疗股四头肌，可以有效地缓解股四头肌萎缩，增加肌纤维的密度，增强股四头肌肌力和耐力，增加膝关节屈伸活动度；施治于半腱肌、半膜肌、缝匠肌、骨股肌、腓肠肌等处，可以增加膝关节内收活动度；施治于股二头肌和腓肠肌外侧头，可以增加膝关节外展活动度；膝关节周围肌群的㨰法治疗，还可以增加髋关节和膝关节的滑利程度，增加关节活动范围。

（三）揉法

揉法是以医师指、掌和前臂吸定于受术部位，做轻柔缓和的环转运动，并带动该处的皮下组织的手法。推拿医师沉肩、垂肘，腕关节放松微屈或自然伸直，以肘关节为支点，前臂主动摆动，做轻柔缓和的环旋运动。推拿医师可根据不同的接触部位选用适合的揉法。指揉法，用手指着力于受术部位可分为单指、双指、三指揉法（图 2-7、图 2-8、图 2-9）；掌揉法，用掌面着力于受术部位（图 2-10）；鱼际揉法，用大鱼际或小鱼际面着力于受术部位（图 2-11、图

2-12）；掌根揉法，用掌根着力于受术部位（图 2-13）；前臂揉法，用前臂尺侧着力于受术部位（图 2-14）；叠掌揉法，用一掌的掌根叠加在另一掌的掌面处，前臂着力，同时向下作用于受术部位（图 2-15）。手法频率均为每分钟120～160 次。

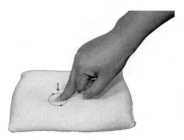

图 2-7　单指揉法

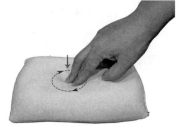

图 2-8　双指揉法

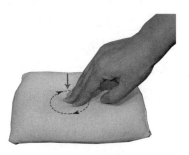

图 2-9　三指揉法

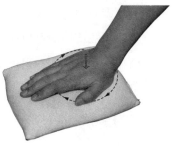

图 2-10　掌揉法

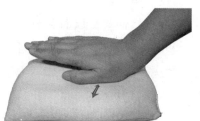

图 2-11　大鱼际揉法

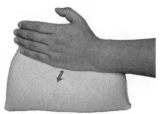

图 2-12　小鱼际揉法

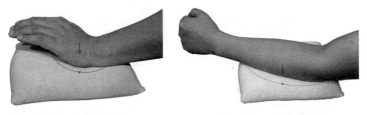

图 2-13　掌根揉法　　　　　图 2-14　前臂揉法

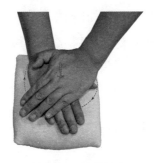

图 2-15　叠掌揉法

【操作要点】

（1）揉法的要点在于采用恰当的力道带动皮下组织。

（2）着力点需要吸定于受术部位，不可与患者体表受术部位做摩擦，以免损伤皮肤。

【在治疗膝骨关节炎中的应用】《厘正按摩要术》云："揉以和之，揉法以手宛转回环，宜轻宜缓，绕于其上也。是从摩法生出者，可以和气血，可以活经络，而脏腑无闭塞之虞也。"揉法是对穴位辨证施治的主要手法之一，在治疗膝关节疾病时，主要采用指揉法作用于膝周穴位，以疏通经络、通调脏腑。同时，根据患者证型的不同，结合掌揉法对膝骨关节炎患者远端穴位开展施治，以达补益祛邪的疗效。

二、摩擦类手法

（一）推法

推法是指医师采用手指贴附于受术部位皮肤，做单方向用力地直线推动。根据着力部位的不同，分为指推法、掌推法、肘推法。指推法中，采用拇指指腹贴合皮肤做直线推动前行的称为指腹推法（图2-16）；采用拇指桡侧贴合皮肤做直线推动前行的称为拇指桡侧推法（图2-17）；采用食指、中指、无名指指腹贴合皮肤做直线推动前行的称为三指推法（图2-18）。掌推法，推拿医师采用手掌面或者掌根贴合患者受术部位，用肘关节发力，做直线推动前行的手法（图2-19）。肘推法，推拿医师采用肘尖部，用肩关节发力，做直线推动前行的手法（图2-20）。

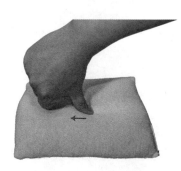

图 2-16　拇指指腹推法

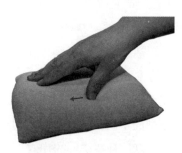

图 2-17　拇指桡侧推法

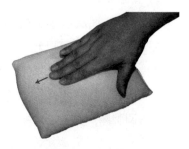

图 2-18　三指推法

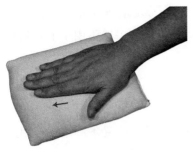
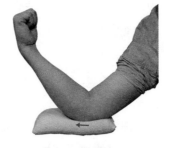

图 2-19　掌推法　　　　　图 2-20　肘推法

【操作要点】

（1）推法为直线前行或后退，注意不可歪曲。

（2）推法需要贴合患者受术部位皮肤。

（3）推法可以结合推拿介质如爽身粉、按摩油等进行操作，以免擦破皮肤。

（4）区别于擦法，推法速度较慢，来回较短，没有很大的热量刺激，不求施治部位皮肤红润。

【在治疗膝骨关节炎中的应用】《小儿推拿广义》云："凡推法必似线行，毋得斜曲，恐动别经而招患也。"在膝骨关节炎的治疗中，推法能促进局部皮肤深层的血液交换，提高组织液的吸收，促进静脉血和浅层淋巴液的向心性回流，给膝关节附近组织输布更多的养分，促进营养物质交换，起活血化瘀之功。推法在膝骨关节炎施治中可以推挤髌骨，即向上下内外各方向推动髌骨，先轻柔的推动数次，再将髌骨推至极限位，推挤髌骨以解除髌骨旁的粘连，扩大膝关节的活动度。在推法的种类中，指推法适用于膝关节周围，临床可根据膝关节附近体表起伏，变化使用拇指指腹推法、拇指桡侧推法，如用于膝关节正面穴位，多采用拇指指腹推法；用于膝关节侧面穴位，多用拇指桡侧推法。掌推法压强适中，且温和无刺激，适合作用于下肢肌肉和韧带。肘推法压强和刺激量较大，适用于腰背部穴位，一般不用于下肢和膝关节的治疗。

（二）擦法

擦法是推拿医师用手掌紧贴患者体表受术部位，稍用力下压作直线往返摩擦的手法。擦法是推拿八法之一，是内功推拿流派的主要手法。此法一般以透热为施术要点，使患者受术部位局部发热，并深透肌层。根据推拿医师手掌与受术部位接触的不同，擦法可分为小鱼际擦法、大鱼际擦法、掌擦法。推拿医师腕部伸直并施以一定力度，以小鱼际接触患者施术部位，稍用力下压患部皮肤，医师上肢主动用力，以肩肘关节的屈伸运动，带动小鱼际在患部皮肤处做均匀的直线往返摩擦运动称为小鱼际擦法（图 2-21）；以大鱼际接触摩擦的手法，称为大鱼际擦法（图 2-22）；以整个手掌进行接触摩擦的手法，称为掌擦法（图 2-23）。擦法可以配合一定的介质进行操作，如按摩油、滑石粉、爽身粉、姜汁、药液、冬青膏、麻油等，使皮肤润滑，以减少接触部位皮肤的破损，同时使擦法施治时的直线往返运动更为滑利。

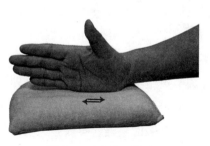

图 2-21　小鱼际擦法

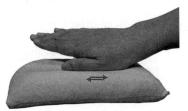
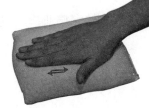

图 2-22　大鱼际擦法　　　　图 2-23　掌擦法

【操作要点】

（1）擦法操作时，手指或掌面直线往返，连续不断，压力均匀，以不使皮肤起皱褶为宜，往返距离宜长，犹如拉锯状，不宜太短而导致频率太快。

（2）擦法应当注意频率不可太快，一般为每分钟80～120次。

（3）擦法施治时，应当保持直线往返运动，避免歪斜扭曲。

（4）注意保持使用均一的力度，略下压皮肤并做往返运动。

（5）擦法作用于四肢时，需要根据患者四肢关节的起伏进行调整，保持手指贴合皮肤，并稍用力下压。

（6）擦法会引起皮肤接触处逐渐变红，医师应当积极观察皮肤变红的程度，如观察到因手法而引起的局部皮肤深红、透亮或者破皮，应立即停止。

（7）擦法一般作为结束手法，应用在其他手法之后，此举可以避免叠加的手法刺激引起皮肤无法耐受而破损。

【在治疗膝骨关节炎中的应用】擦法通常具有温补之效，适合于全身各处。在膝骨关节炎的治疗中，擦法是一种常用手法，以擦膝关节四周穴位、经络为主。《医宗金鉴》

有云："摩者，谓徐徐揉摩之也……散瘀结之肿。"擦法可以直接刺激皮肤深层肌肉，提升局部组织的温度，使经络疏通，气血调和，温中散寒，适合于寒邪入侵或者是脏腑阳虚引起的膝骨关节炎，有助于祛除膝关节处寒邪，消除肿胀，减轻患侧膝关节疼痛，舒展下肢痉挛。在擦法的选择应用中，掌擦法热量较低而接触面大，适用于肩背、胸腹等面积大而又较平坦的部位，具有宽胸理气、健脾和胃等作用，用于治疗伴有痰湿内阻的膝骨关节炎；大鱼际擦法热量中等，接触面积较掌擦法小，温经通络、散瘀消肿的作用较强，用于治疗膝关节肿胀活动不利；小鱼际擦法接触面小，压强较大，激发热量也较大，其行气活血、温经通络功能更强，适用于肩背腰骶部及下肢部，则用于治疗膝关节侧面疾患。临床实践中，推拿医师可根据患者实际情况，单独或配合其他手法进行治疗。

（三）摩法

摩法是指在患者受术部位体表做环形摩动，不带动皮下组织的手法，分为指摩法、掌摩法两种。指摩法是指医师用手指在患者受术部位体表做环形摩动的手法。操作时，除大拇指外其余四指伸直且并拢，以四指指腹贴合患者受术部位皮肤，肘关节发力带动腕关节做轻度的屈伸运动，使手指在患者受术部位体表做环形摩动，不带动皮下组织的手法（图2-24）；掌摩法是指医师用手掌部在患者受术部位体表做环形摩动的手法，操作时，以整个手掌掌面作用于施治部位，掌指部伸直，肩关节发力带动肘关节，使推拿医师整个手掌面在患者受术部位体表做环形摩动，不带动皮下组织的手法（图2-25）。

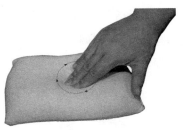

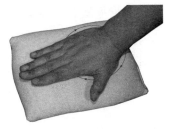

图 2-24 指摩法　　　　　图 2-25 掌摩法

【操作要点】

（1）指摩法的操作频率为每分钟 120 次左右；掌摩法的操作频率略低，为每分钟 100 次左右。

（2）摩法为手指的环形操作，用力需要均匀，根据受术体表高低需要注意调整，使指法为环形。

（3）指摩法时，腕关节保持紧张而笔直；掌摩法时腕关节适度放松。

【在治疗膝骨关节炎中的应用】《石室秘录》："摩治者，抚摩以治之也。譬如手足疼痛、脏腑癥结、颈项强直、口眼㖞斜是也。法当以人手为之按摩，则气血流通，痰病易愈。"摩法可应用于半月板损伤所导致的膝骨关节炎，有行气止痛、消肿散瘀之功效。同时，治疗以气滞血瘀为主的膝骨关节炎，促进膝关节及其周围组织表面皮肤的血液流通，其活血化瘀之功效比推法更佳。

三、挤压类手法

（一）捏法

捏法是医师用拇指与其他手指相对用力挤捏患者受术部位皮肤的手法。根据所采用手指数量的不同，可分为三指捏法、五指捏法。三指捏法是指采用拇指与食指、中指相对用力挤捏皮肤（图 2-26）；五指捏法是采用拇指与其余四指相对用力挤捏皮肤（图 2-27）。捏法可以单手操作也可双手操作。

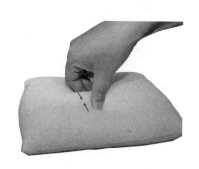

图 2-26　三指捏法

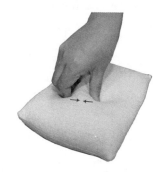

图 2-27　五指捏法

【操作要点】

（1）推拿医师宜用拇指和其他手指指腹用力挤捏患者皮肤，注意不能变成用指尖或指甲抠掐。

（2）用力轻柔均匀，动作连贯，不可突然用力猛捏。

（3）不可对单一部位挤捏过久，可边捏边沿肢体纵轴方向移动，一般为向心性，如下肢由足底往腹股沟方向捏，上肢由指端向肩部方向捏。

【在治疗膝骨关节炎中的应用】《医学衷中参西录》云："捏喉结法……其令人喉痒做嗽之力速。欲习其法者，可先自捏其喉结，如何捏法即可做咳嗽，则得其法矣。然当气塞不通时，以手点天突穴，其气即通。"捏法在膝骨关节炎中主要是以捏脊和捏筋为主。捏脊是提捏患者背部正中脊柱表面皮肤的一种操作手法，操作时，捏脊法的施术部位于脊旁两侧，属于督脉和足太阳膀胱经的分布区域，脊髓和脊髓旁的区域具有丰富的神经节段交汇点。在膝骨关节炎的治疗中，此法通过刺激相应的脊髓节段，从而影响中枢神经的活动，调理全身脏腑功能，促进全身气血流通。适用于阳虚寒凝患者，针对身体虚弱、萎靡不振、阴阳不和的膝骨关节炎患者，有提振阳气之效。捏筋是针对膝骨关节炎出现肌肉萎缩的患者，在捏筋的治疗中，捏法常与拿法配合施治膝关节周围韧带和肌肉，如捏拿股四头肌、内外侧腓肠肌及腘窝部周围肌肉和韧带。此外，捏法也常与揉法配合在穴位处进行施治，如揉捏鹤顶、足三里穴。

（二）拿法

拿法是在捏法基础上捏而提起的一种手法。完整的拿法是由一个拿捏动作和一个回送动作所组成。根据操作手指数的不同，分为三指拿法、五指拿法。三指拿法是采用拇指与食指、中指相对用力挤捏，继而提起受术部位皮肤和肌肉的操作（图2-28）；五指拿法是采用拇指与其余四指相对用力挤捏，继而提起受术部位皮肤的操作（图2-29）。拿法可以单手操作也可双手操作。

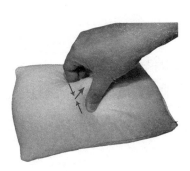

图2-28　三指拿法

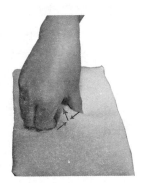

图2-29　五指拿法

【操作要点】

（1）手掌空虚状，以拇指和其余手指的螺纹面相对，捏紧受术部位皮肤上提，指间关节伸直。

（2）动作连贯，用力均匀且持续，不可突然暴力捏提起患者皮肤使患者产生明显痛感。

（3）捏拿一提一放应当形成一个节律性操作，一般施术时间不宜过短，也不可长时间停留在皮肤处，以免挤捏过度造成皮肤疼痛。

（4）拿捏操作沿肌肉走行方向或沿肢体纵轴方向移动，一般为向心性，如下肢由足底往腹股沟方向捏，上肢由指端向肩部方向捏。

（5）拿捏动作和回送动作的持续时间大致相等。

（6）双手拿捏两侧时，可以选择左右手交替操作或左右手同时操作。

【在治疗膝骨关节炎中的应用】《小儿推拿补正》："拿，用手指紧握其病之所在如捉物然，然后或用运、揉、搓、摩以散之。"拿法作为捏法的进一步操作，其主要施治于深层肌肉，其刺激渗入筋骨，具有解痉止痛、软坚散结、益气活血之功效。拿法主要用于各种膝关节周围肌肉，如股四头肌；股后肌群，如股二头肌、半腱肌、半膜肌；小腿后群肌肉，如腓肠肌等。在临床实践中，三指拿法力道较小，主要施治于膝关节周围韧带等处，起到疏通韧带粘连、整筋理复之功效；五指拿法力道较大，可以提起较大的肌肉，主要施治于股前后肌群、小腿后群肌等肌肉丰厚之处，对肌肉等起到强刺激的作用。

（三）按法

按法是用指、掌或肘于患者受术部位或穴位逐渐用力下压的手法。按法的分类有掌按法和指按法。以掌面和掌根部进行深压操作的为掌按法，推拿医师以单手或者双手的掌面置于受术部位，以肩关节为支点，将医师身体上部的力量通过掌根部逐渐向下用力，按到一定力度后稍作停留，再逐渐收回至起始位置（图 2-30），掌按法可以单掌操作，也可以双掌叠掌操作，使其力道更为充沛；指按法是以手指指端或者螺纹面进行深压操作，医师注意力集中，将肩部力量逐渐通过肘关节和腕部，集中传于指面，向受术部位用力下压，到一定力度后稍作停留，再逐渐收回至起始位置（图 2-31）。

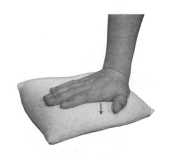

图 2-30　掌按法

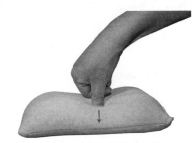

图 2-31　指按法

【操作要点】

（1）操作时，方向要垂直患者受术部位向下按压，操作缓慢。

（2）按法要由轻到重平稳加压，再由重而轻逐渐减压，节奏感明显。

（3）动作轻柔，不可冲击式用力，造成患者不适。

（4）着力部位需要紧贴患者受术部位，不可摩擦移动，以免动作变形或者伤到患者。

【在治疗膝骨关节炎中的应用】《演繁露》："医有按摩法，按者以手捏捺病处也，摩者捼搓之也。"按法操作柔和渗透，具有开通闭塞、舒筋活血、祛痹通络之功效，适合于全身大部分部位。掌按法，适合于对膝关节周围肌肉进行施治。指按法，适合于对穴位进行辨证施治，在膝骨关节炎诊治中，常用于对承山、鹤顶等穴进行操作，由于此法接触面小，刺激较强，适合于对腰背部的穴位进行结合施治，如膝骨关节炎患者伴有明显的肾阳亏虚，以指按法施治于命门、肾俞等穴位，可以有效地增补命门之火，从而强肾健体；指按法还可以治疗膝关节附件软组织损伤导致的疼痛，可理气止痛，促进经筋的理复，祛除肌肉韧带等软组织中的结节，从而恢复膝关节的正常功能。

（四）点法

点法是医师用指间关节深压于患者受术部位或穴位，并逐渐用力下压的手法，由按法演化而来，是深层次重刺激的手法。根据受力的指间关节的不同，可分为拇指关节点法、食指关节点法。以拇指屈曲，指间关节桡侧为着力点压于施治部位或穴位的称为拇指关节点法（图 2-32）；以食指屈曲，指间关节为着力点作用于施治部位或穴位的称为食指关节点法（图 2-33）。

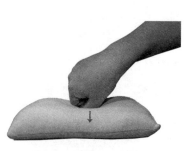
图 2-32　拇指关节点法

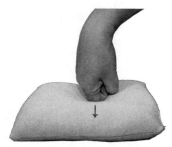
图 2-33　食指关节点法

【操作要点】

（1）点法需注意施术部位，若施术部位下方无厚实肌肉，需慎用。

（2）点法的时间不宜过长，过长时间恐引起患者不适。

【在治疗膝骨关节炎中的应用】点法是按压类手法中刺激较大的手法，是按法的刺激叠加手法。在膝骨关节炎诊治中，常用于对部分腰背部穴位的重刺激，具有活血化瘀、开塞通痹的作用，但是要注意对 80 岁以上膝骨关节炎患者需注意使用的频率，减少此法的应用，或者用按法替代。

（五）搓法

搓法是用双手夹持患者肢体部相对用力，做方向相反的快速交替揉搓，并同时做上下往返运动的一种手法。用搓法施治时，医师站于患者患侧，以双手夹持并快速搓动（图2-34）。

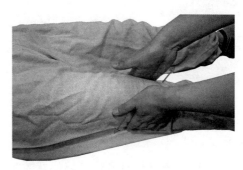

图 2-34　搓法

【操作要点】

（1）搓法的频率很快，为每分钟 200 次左右。

（2）肢体不可夹得太紧，夹持力度宜轻，以夹持住肢体部可活动为宜。

（3）紧搓慢移，即搓动的频率应当适当加快，移动的速度应当较慢。

（4）移动的方向应当以四肢的纵轴为主，一般为向心性，即从腕部搓到肩部，从足部搓到大腿。

【在治疗膝骨关节炎中的应用】搓法是常见的辅助手法，通常用于其他手法如擦法、一指禅推法结束之后，再行膝关节或下肢关节的搓法。搓法具有行气活血、舒筋通络的功效，用于治疗膝关节酸痛，伴下肢活动不利等。

（六）拨法

拨法是医师用手指等部位按压并做横向拨动肌筋的手法。指拨法施治时，推拿医师用拇指、食指、中指中的任一指腹面，先行寻找患者受术部位处的肌腹或肌腱、韧带，寻定部位后，以手部发力，逐渐下压至有酸胀感，做与肌纤维或韧带垂直方向的横向拨动，状如弹拨琴弦。如用拇指结合食指和中指的操作，称为三指拨法（图2-35）。

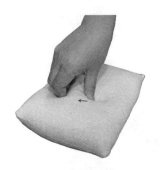

图2-35　三指拨法

【操作要点】

（1）拨法需要首先寻找患者受术部位处的肌腹或肌腱、韧带的走行方向，确定走行方向后施力必须垂直于肌纤维的走行方向。

（2）拨法施治时，需注意下压后做垂直拨动，着力于肌纤维，不可仅留于皮肤部位。

（3）拨法刺激量比较大，对老弱体虚者要慎重使用。

（4）拨法多施治于患者肌肉上的结节、条索状物等处，同时注意观察患者耐受程度。

【在治疗膝骨关节炎中的应用】拨法在膝骨关节炎诊治时，常作为对压痛点、阿是穴等筋结之处的施治手法应用，具有消散粘连、疏通肌筋的功效，可以有效地缓解肌肉、韧带等处的条索状组织，使其重新变软，解除局部组织板滞感，减轻疼痛。常见的拨法操作多用于委中穴、阳陵泉穴、内外侧副韧带等处。同时，拨法也是一种对压痛点进行诊断性施治的一种手法，可在弹拨结节、条索状物时，观察患者神情、反应、局部组织的疼痛感，做出对膝关节病情程度的综合性判断，有助于后续的手法施治。

四、振动类手法

（一）抖法

抖法是医师双手握于患者四肢远端做连续小幅度抖动的手法。根据抖动部位的不同，可以分为上肢抖法、下肢抖法、抖腕部。上肢抖法，患者取坐位，医师站于患者一侧，双手握住患者腕部，抬离上肢至合适位置，距患者一定距离，做小幅度连续、频率较高的上下抖动，将抖动传动到患者肩部（图2-36）。下肢抖法，患者取侧卧位或仰卧位，医师站于患者一侧或是足后方，双手握住患者踝关节，向上提起抬离床面做持续的手法牵引，在牵引的同时，做连续、上下、快速、小幅度的抖动，将抖动传送至股四头肌和髋部（图2-37）。抖腕部，患者取坐位，医师站于患者一侧，嘱其腕关节放松，医师以双手拇指相对，横置于患者腕部腕背横纹处，同时双手食指相对，横置于患者腕部掌侧横纹，拇指和食指相对用力掌握住患者腕部，做上下往返的快速搓动，从而使患者腕部做速度较快的连续的幅度较小的屈伸运动（图2-38）。

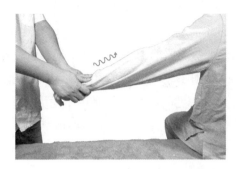

图 2-36　上肢抖法

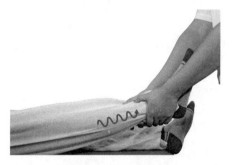

图 2-37　下肢抖法

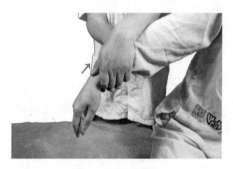

图 2-38　抖腕部

【操作要点】

（1）抖法的频率受限制于患者肢体部位的大小，抖上肢和抖腕部较快，一般能达到每分钟 200 次左右；下肢部肢体较大，速度较慢，一般需要每分钟 100 次左右。

（2）抖动的频率一开始宜慢，逐步加快。

（3）操作注意连贯性，不可突然开始或停止，以免损伤患者。

（4）抖法一般在关节运动类手法（如拔伸法）之后进行操作。

（5）患者如有四肢关节脱臼、韧带扭伤不可应用抖法，以免加剧损伤。

【在治疗膝骨关节炎中的应用】《按摩十法》："骨节屈伸不利宜多抖。"临床中，常以下肢抖法主要应用于膝骨关节炎的推拿治疗。此外，抖法也经常是对关节部位治疗的结束手法，具有舒筋通络、滑利关节的功效，对消除下肢肌肉疲劳效果较好，起到辅助性治疗的作用。

五、结合类手法

（一）一指禅推摩法

一指禅推摩法是一种将一指禅偏锋推法与摩法结合运用手法，即大拇指末节桡侧缘着力于施治部位做一指禅偏锋推法，同时其余四指对其施治部位的附近部位做摩法，手指自然伸直、并拢，腕关节屈曲，沉肩，垂肘，腕关节带动拇指的一指禅推法和四指的摩法，频率在每分钟 120 次左右（图 2-39）。由于膝关节是一个呈圆柱形的关节，不平整，穴位多在侧面或者髌骨周围，单纯的一指禅施治膝关节周围穴位时，会出现拇指吸定不力、打滑、动作变形等，影响手法功效。一指禅推摩法为一指禅推拿流派在一指禅推法和摩法的基础上的创新，旨在结合一指禅推法和摩法的优点，用四指的摩法为手部提供了一个支撑和运动的力量，改进单纯的一指禅推法的缺陷，增强疗效，治疗四肢关节等传统上一指禅推拿难以施治的部位，并且强调以指代针、调和营卫、以柔克刚、力透溪谷、内病外治、防治并重。

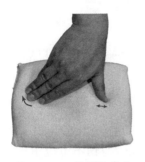

图 2-39　一指禅推摩法

【操作要点】

（1）拇指和四指的频率保持一致，以免拇指和四指不协调，无法产生共同施治的作用。

（2）动作幅度不宜太大，以免动作变形。

【在治疗膝骨关节炎中的应用】一指禅推摩法为双重轻柔手法的结合施治，对患者刺激不大，且效果更佳。更适于腕部、肩部、膝部、踝部等关节部位的治疗。

（二）按揉法

揉法常与按法结合操作，包括指按揉法、掌按揉法。指按揉法是以指按法为基础，在手指螺纹面用力下压患者受术部位皮肤时，同时前臂带动手指发力，对受术部位进行环形旋转揉动的操作（图 2-40）；掌按揉法可以单掌操作，以一手掌面按压在患者受术部位，带动皮下肌肉、筋膜做环旋运动，也可以叠掌操作，将一手掌叠在另一手背上面，叠加施力，从而产生更强的作用力，带动皮下肌肉、筋膜等组织做环旋运动（图 2-41）。

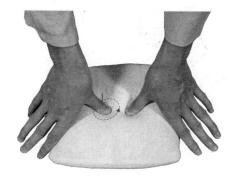 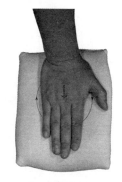

图 2-40　指按揉法　　　　　图 2-41　掌按揉法

【操作要点】

（1）按法与揉法的节奏性要保持一致。

（2）做一个圆形的环旋运动，动作要标准。

【在治疗膝骨关节炎中的应用】按揉法操作柔和，患者感觉舒适，有放松肌肉、舒筋通络、化解瘀滞的功效。在膝骨关节炎应用中，按揉法用于对穴位的操作。另外，按揉髌骨也是一种重要的操作，可以滑利髌骨附近韧带和肌腱，减少粘连，促进局部组织液和静脉的回流。

六、关节运动类手法

（一）屈伸法

1. 屈膝法　使患者膝关节沿冠状轴屈曲的手法称为屈膝法。患者仰卧于治疗床上，推拿医师站于患者一侧，以一手握住患者脚踝部，一手按于股后近腘窝部，然后缓缓屈曲患者膝关节，使患者足跟向大腿靠拢并保持（图 2-42）。

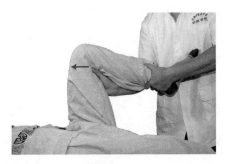

图 2-42　屈膝法

【操作要点】

（1）屈膝法以屈为主，可有针对性地在屈膝过程中加强力量，有助于锻炼患者屈膝关节的肌群。

（2）屈膝法的力度宜从小到大，不可用暴力或突然发力，注意观察患者反应。

（3）部分患者如存在器质性疾病导致的下肢肌张力亢进或者下降时，需要注意患者膝关节屈伸的极限位，以极限位为度，不要追求完全屈曲。

（4）屈膝法一般保持 1～2 分钟。

【在治疗膝骨关节炎中的应用】屈膝法使屈膝的运动肌如股四头肌加强被动锻炼，使膝关节加大屈伸运动幅度，在治疗膝骨关节炎中尤为重要。

2. 伸膝法　使患者关节沿冠状轴伸直的手法，称为伸膝法。患者仰卧于治疗床上，双侧下肢伸直放松。推拿医师站于患者一侧，一手从患者小腿下穿过，将其小腿置于医师前臂，另一手握于踝关节下方，双手合抱膝关节并使其屈膝屈髋，再从屈膝屈髋位开始伸膝伸髋，辅助患者伸膝直至膝关节完全伸直，同时医师手部用力，上抬患者下肢并保持（图2-43）。

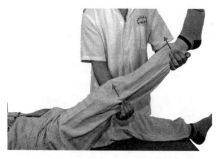

图 2-43　伸膝法

【操作要点】

（1）伸膝法以伸为主，可有针对性地在伸膝过程中加强力量，有助于被动锻炼患者伸膝关节的肌群。

（2）伸膝法的力度宜从小到大，不可用暴力或突然发力，注意观察患者反应。

（3）部分患者如存在器质性疾病导致的下肢肌张力亢进或者下降时，需要注意患者膝关节伸直的极限位，以极限位为度，不要追求完全伸直。

（4）伸膝法一般保持 1～2 分钟。

【在治疗膝骨关节炎中的应用】《按摩十法》："筋缩不舒宜多伸。"伸膝法使下肢伸膝的运动肌加强被动锻炼，使膝关节加大伸直幅度，增加了肌肉的肌力、耐力和关节活动度。

3. 对抗屈膝法　患者主动运动膝关节沿冠状轴屈曲，医师做一定阻力的对抗的手法称为对抗屈膝法。患者俯卧于治疗床上，推拿医师站于患者一侧，以一手握住患者脚踝部，一手置于股后近腘窝部，然后缓缓屈曲患者膝关节，使患者足跟向大腿靠拢并保持，医师逐渐施力对抗（图 2-44）。

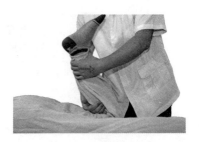

图 2-44　对抗屈膝法

【操作要点】

（1）对抗屈膝法目的在于主动锻炼患者屈膝关节的肌群。

（2）对抗屈膝法的力度宜从小到大，不可用暴力或突然发力，注意观察患者反应。

（3）对抗屈膝法一般保持 1～2 分钟。

【在治疗膝骨关节炎中的应用】对抗屈膝法加强患者股四头肌等屈膝运动肌的主动锻炼，使膝关节加大屈伸运动幅度，在膝骨关节炎治疗中尤为适合。

4. 对抗伸膝法　患者主动运动膝关节沿冠状轴伸直，医师逐渐对抗的手法，称对抗伸膝法。患者仰卧于治疗床上，双侧下肢伸直放松，推拿医师站于患者一侧，以一手从患者小腿下穿过，将其小腿置于医师前臂，另一手置于小腿前部，双手合抱膝关节并使其屈膝屈髋，再从屈膝屈髋位开始伸膝伸髋，医师双手施以一定的力逐渐对抗，直至膝关节完全伸直（图 2-45）。

【操作要点】

（1）对抗伸膝法以伸为主，目的在于锻炼患者伸膝关节肌群的主动运动。

（2）伸膝法的力度宜从小到大，不可用暴力或突然发力，注意观察患者反应。

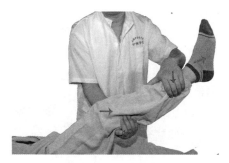

图 2-45　对抗伸膝法

（3）伸膝法一般保持 1～2 分钟。

【**在治疗膝骨关节炎中的应用**】对抗伸膝法加强下肢伸膝运动肌的主动锻炼，加大膝关节伸直幅度，增加肌肉的肌力、耐力和关节活动度。

（二）内收膝法

患者取仰卧位，膝关节屈曲向外展开。双手操作时，医师站在患者足后方，一手扶左侧膝关节，另一手扶右侧膝关节，一起用力向内侧内收膝关节并保持（图 2-46）；单手操作时，医师站在患者的侧方，一手扶患者大腿，另一手扶小腿远端，联合用力向内侧内收患者膝关节，并同时环旋摇动患者的膝关节，使其逐步内收并完全并拢（图 2-47）。

【**操作要点**】

（1）内收时需要观察患者反应，是否存在内收受限的因素，若患者内收受限，不可用猛力强行下压患者膝关节。

（2）内收膝关节需要骶髂关节配合，若存在内收不足，考虑检查患者骶髂关节是否损伤。

（3）内收膝法一般维持 1～2 分钟。

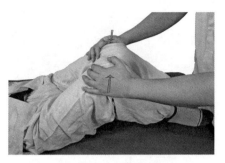

图 2-46　双手内收膝法

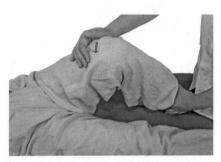

图 2-47　单手内收膝法

【*在治疗膝骨关节炎中的应用*】内收膝法可以改善髌骨及其周围组织的粘连，有效促进膝关节内收功能的恢复。

（三）外展膝法

患者取仰卧位，膝关节屈曲并拢。双手操作时，医师站在患者足后方，一手扶左侧膝关节，另一手扶右侧膝关节，一起用力向外侧外展膝关节并保持（图 2-48）；单手操作时，医师站在患者的侧方，一手扶患者大腿，另一手扶小腿远端，联合用力向外侧外展患者膝关节，并同时环旋摇动患者的膝关节，使其外展的范围逐渐加大（图 2-49）。

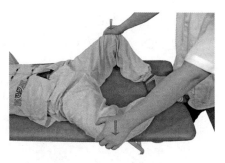

图 2-48　双手外展膝法

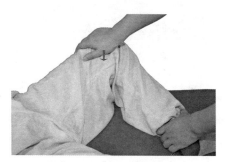

图 2-49　单手外展膝法

【操作要点】

（1）外展时需要观察患者反应，是否存在外展受限，若患者外展受限，不可用猛力强行下压患者膝关节。

（2）外展膝关节需要骶髂关节配合，若存在外展不足，考虑检查患者骶髂关节是否损伤。

（3）外展膝法一般维持 1～2 分钟。

【在治疗膝骨关节炎中的应用】外展膝法可以改善髌骨及其周围组织粘连，有效促进膝关节外展功能的恢复。

（四）拔伸法

患者取仰卧位，注意力分散，下肢放松伸直，医师站于患者足侧，双手紧提患侧下肢足踝，向后方拔伸膝关节，此法可以同时拔伸患者的踝关节和髋关节（图 2-50）。

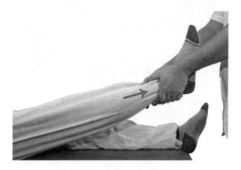

图 2-50　膝关节拔伸法

【操作要点】

（1）拔伸法一般需要持续 3～5 次，并在拔伸至最大位置时，保持 5～10 秒，以充分打开关节腔，缓解关节内压力，达到松解关节的目的。肌肉出现痉挛时，可以先用大范围手法（如㨰法）施治关节周围肌肉，以放松肌肉和韧带，防止治疗时肌肉和韧带的拉伤。

（2）拔伸时需要注意观察患者反应，对年弱体虚，骨密度减退患者尽量减少拔伸法的使用。

（3）拔伸时需要均匀持续的用力，不可突然发力、收力，更不可突然使用蛮力，以免造成患者脱臼等推拿意外。

【在治疗膝骨关节炎中的应用】拔伸法适用于颈椎、腰椎、四肢关节等处。拔伸膝关节，可以减少关节腔的压力，打开膝关节周围韧带和肌肉的粘连，滑利膝关节。在膝骨关节炎的推拿治疗中，膝关节拔伸法经常配合抖法、按压法等手法操作。

（五）摇法

患者取仰卧位，推拿医师站在患者一侧，一手置于膝关节处，另一手握住患者足踝部，双手配合施压，环旋摇动膝关节（图 2-51）。

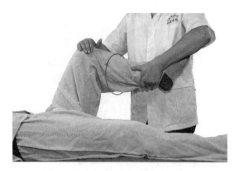

图 2-51　膝关节摇法

【操作要点】

（1）摇法是使患者膝关节环旋摇动的手法，动作需要连贯，用力均匀，操作时应当保持环形。

（2）摇法一般需要做 3～5 次环形摇动。

（3）摇法需要注意观察患者反应，对年老体弱，骨密度低的患者尽量减少摇法的使用。

（4）对存在关节脱位等情况的患者严禁使用摇法。

【在治疗膝骨关节炎中的应用】《保赤推拿法》："摇者，或于四肢及颈腰部关节。"摇法可以增加关节的运动幅度，调和气血、滑利关节，适合于四肢关节。膝关节摇法，可以增加膝关节的屈伸、旋转幅度，用于治疗膝骨关节炎患者常见的膝关节屈伸不利、内旋外旋受限等症状。

（六）屈膝压踝法

屈膝压踝法是使膝关节屈曲结合按压踝关节的手法。患者俯卧位，推拿医师站于一侧，一手持小腿后部远端近踝关节处，另一手前臂压于患者足底，缓慢按压足掌，将踝关节背伸3～5次（图2-52）。

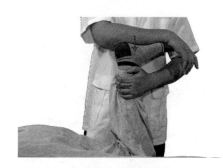

图 2-52　屈膝压踝法

【操作要点】

（1）屈膝压踝法的目的在于拉长小腿部的跟腱，从而加强跟腱的肌力和耐力，因此，施治时需注意有的放矢，按压足掌后停留数秒。

（2）按压足掌时，需注意力度宜由轻到重，不可突然按压，粗暴用力。

第二节　常用穴位

《杂病源流犀烛》载"筋之所总聚处，则在于膝"，《素问·脉要精微论》载"膝者，筋之府"以及《素问·痿论》载"宗筋主束骨而利机关也"，《素问·五脏生成》载"诸筋者，皆属于节"，均阐明了膝关节是筋所聚集之处。同时，膝部所涉及的经络众多，足三阳经和足三阴经皆循行于膝部。其中，足三阳经分布于下肢的外侧，分别为外侧面前缘及第二趾外侧端为足阳明胃经，下肢外侧面中间及第四趾外侧端为足少阳胆经，下肢外侧面后缘及小趾外侧端为足太阳膀胱经；足三阴经分布于下肢的内侧，分别为足大趾内侧端及下肢内侧面中间转至前缘为足太阴脾经，足大趾外侧端及下肢内侧面前缘转至中间为足厥阴肝经，足小趾下缘经足心至下肢内侧面后缘为足少阴肾经。足三阳经、足三阴经的经筋均行于膝关节周围，膝关节为诸多经络和经筋交会之处，中医理论据此认为，膝关节为"筋会"。

推拿治疗膝骨关节炎多采用近端和远端取穴两种方法。近端取穴为膝关节附近的穴位，取其近端施治，有滑利关节、整筋理复之功效；远端取穴多根据患者自身所呈现的证型，然后选取相应的穴位进行手法施治。

一、穴位的定位方法

手指同身寸法是度量人体穴位较为准确的一种方法，它以患者本人的手指为标准来度量取穴，避免医师主观测量的误差，因人制宜的确定患者体表穴位，较为准确，是腧穴定位的核心方法，分别为以下 3 种方法（图 2-53）。

1. 中指同身寸法 中指同身寸法是指患者中指屈曲时，以远端指间关节到近端指间关节之间的距离为 1 寸。

2. 拇指同身寸法 拇指同身寸法以患者拇指指间横纹的宽度为 1 寸，是最常用的手指同身寸法。

3. 横指同身寸法 横指同身寸法是患者食指、中指、无名指、小指 4 指并拢时，中指近侧指间关节横纹水平的 4 指宽度为 3 寸。

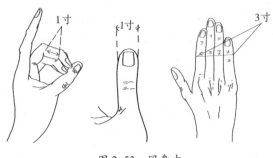

图 2-53　同身寸

二、膝关节近端穴位

1. 鹤顶

【归经】经外奇穴。

【定位】鹤顶穴为人体下肢部穴位，膝关节上部，髌骨上缘正中凹陷处（图 2-54）。

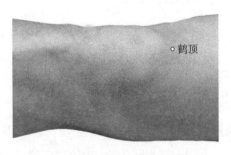

图 2-54　鹤顶

【解剖】鹤顶穴皮肤下解剖结构依次为皮下组织、股四头肌腱膝关节腔。神经浅层分布有下肢感觉神经中的隐神经分支和肌前皮神经；深层分布有运动神经中的股神经关节支、肌神经前皮支及肌支。周围血管分布有膝关节动脉网，负责膝关节大部分的动脉血供应，同时伴有大隐静脉的分支。

【**主治**】鹤顶穴为膝关节处的特色穴位，主治膝关节病症。

【**在治疗膝骨关节炎中的应用**】鹤顶穴作为膝关节附近穴位，位置最为贴近膝关节腔，为推拿治疗膝骨关节炎的要穴和首选穴位。按揉等推拿手法施治膝骨关节炎，可以增加膝关节腔内关节液的活动，促进关节液与关节软骨的营养交换。从解剖层面看，鹤顶穴位于髌骨正上方，推拿此穴可刺激关节腔，使透明质酸钠增多，间接起到提高关节液浓度、增强润滑性的作用，保护膝关节软骨活动，促进关节软骨的愈合。同时，缓解膝关节活动时产生的疼痛，增加关节活动的顺畅性。

【**推拿治疗方法**】一指禅推法、按法、揉法、一指禅推摩法、拨法。

2. 梁丘

【**归经**】足阳明胃经。

【**定位**】下肢部，股前区，髌底上 2 寸，髂前上棘与髌底外侧端的连线上（图 2-55）。

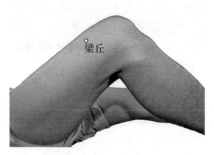

图 2-55　梁丘

【**解剖**】梁丘穴皮肤下解剖结构依次为皮下组织、髌韧带、髌外侧支持带、膝关节囊、翼状皮襞，深层为膝关节腔。神经分布有腓肠外侧皮神经、股神经前皮支、隐神经髌下肢，血管主要分布有膝关节动脉、静脉网。

【**主治**】胃脘胀痛、膝关节肿胀、下肢不利。

【**在治疗膝骨关节炎中的应用**】《针灸大成》："主膝脚腰痛，冷痹不仁，跪难屈伸。"梁丘穴为足阳明胃经气血深聚之处，在膝骨关节炎的施治中，推拿施治此穴可以调理足阳明胃经的气血，缓解风湿导致的膝关节疼痛，改善膝关节功能及活动障碍。

【**推拿治疗方法**】一指禅推法、按法、揉法、一指禅推摩法、拨法。

3. 血海

【**归经**】足太阴脾经。

【**定位**】髌底内侧端上 2 寸，股内侧肌隆起处（图 2-56）。

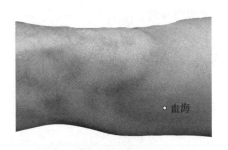

图 2-56　血海

【**解剖**】血海穴皮肤下解剖结构依次为皮下组织、股四头肌。神经浅层分布有股神经前皮支、大隐静脉的属支，深层有股动、静脉的肌支和股神经的肌支。

【**主治**】痛经、月经不调。

【**在治疗膝骨关节炎中的应用**】《医学入门》:"此穴极治妇人血崩,血闭不通。"血海穴是足太阴脾经之腧穴,为调经活血之要穴,膝关节炎患者多因自身阳气虚衰或者跌倒损伤,无力推动气血运行,气血凝滞于关节处,导致膝关节处"不通则痛",针刺血海穴可以起到调血之功。血海穴靠近膝关节,发挥腧穴的局部治疗作用,且其正当股四头肌内侧头隆起的位置,推拿施治此穴可以缓解肌肉痉挛,有效改善股四头肌肌力和功能,提高股四头肌对膝关节的支持,继而加强膝关节结构的稳定性。

【**推拿治疗方法**】一指禅推法、按法、揉法、一指禅推摩法、拨法。

4.内膝眼

【**归经**】经外奇穴。

【**定位**】屈膝时,在髌韧带内侧凹陷处中央(图2-57)。

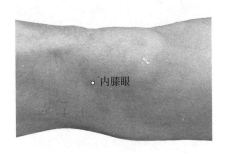

图2-57 内膝眼

【**解剖**】内膝眼穴皮肤下解剖结构依次为皮下组织、髌韧带、膝关节囊、翼状皱襞。浅层神经分布有隐神经的髌下支和股神经的前皮支;深层血管分布有膝关节动脉网、膝关节静脉网。

【**主治**】膝关节红肿、酸痛。

【**在治疗膝骨关节炎中的应用**】《太平圣惠方》:"治膝冷,疼痛不已。"内膝眼穴主治膝部疼痛、肿胀,伴有酸冷等症。因内膝眼穴处在髌骨内侧,最靠近髌骨,推拿施治此穴,能够对膝关节局部起到疏通气血、滑利髌骨、松解粘连、整筋理复、扶正祛邪的作用。

【**推拿治疗方法**】一指禅推法、按法、揉法、一指禅推摩法、拨法。

5. 曲泉

【**归经**】足厥阴肝经。

【**定位**】膝内侧,屈膝时,当膝关节内侧横纹内侧端,股骨内侧髁后缘,半腱肌、半膜肌止端的前缘凹陷处(图2-58)。

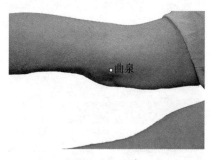

图 2-58　曲泉

【**解剖**】曲泉穴皮肤下解剖结构依次为皮下组织、股内侧肌、缝匠肌、股薄肌、半腱肌、半膜肌。神经浅层分布有隐神经、闭孔神经,深层分布有股神经;血管浅层分布有大隐静脉,深层分布有膝上内侧动脉、静脉的分支和属支。

【**主治**】膝关节肿痛、下肢痿痹。

【**在治疗膝骨关节炎中的应用**】《灵枢·本输》："辅骨之下，大筋之上也，屈膝而得之。"曲泉穴位于膝关节内侧，是内侧副韧带所在，推拿施治曲泉穴，可以增强内侧副韧带的力量，补益气血，舒筋散结，减轻膝关节内侧的疼痛。

【**推拿治疗方法**】一指禅推法、按法、揉法、一指禅推摩法、拨法。

6. 阴陵泉

【**归经**】足太阴脾经。

【**定位**】小腿内侧，当胫骨内侧髁下缘与胫骨内侧缘之间的凹陷中（图 2-59）。

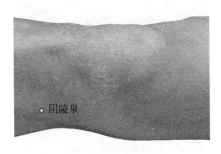

图 2-59　阴陵泉

【**解剖**】阴陵泉穴皮肤下解剖结构依次为皮下组织、腓肠肌、比目鱼肌起始肌腱。神经浅层分布有小腿内侧皮神经本干及隐神经分支，深层有胫神经；血管浅层分布有大隐静脉、膝降动脉分支，深层有膝下内侧动、静脉。

【**主治**】水湿壅盛、下肢不利、痰液发满、小便不利。

【**在治疗膝骨关节炎中的应用**】《千金翼方》："水肿不得卧，灸阴陵泉百壮。"阴陵泉在小腿内侧，为脾经合穴。该穴属水，主全身水液运化。膝骨关节炎病机中，水湿壅盛，可导致膝关节肿胀，膝关节周径较正常侧增加，且难以消除。推拿或者针刺施治阴陵泉，可以有效地治疗膝关节肿胀，缓解膝关节内侧疼痛，提高膝关节功能。

【推拿治疗方法】一指禅推法、按法、揉法、一指禅推摩法、拨法。

7. 阴谷

【归经】足少阴肾经。

【定位】膝关节腘窝内侧，屈膝时，当半腱肌肌腱与半膜肌肌腱之间（图 2-60）。

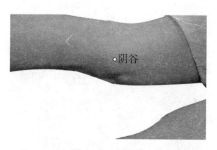

图 2-60　阴谷

【解剖】阴谷穴皮肤下解剖结构依次为皮下组织、半腱肌与半膜肌、腓肠肌。神经浅层分布有股后皮神经；血管浅层分布有皮下静脉网，深层分布有膝上内侧动脉、静脉的分支或属支。

【主治】阳痿、疝痛、月经不调、癫狂、膝股内侧痛。

【在治疗膝骨关节炎中的应用】阴谷穴为肾经的水湿之气汇合之处，故为肾经合穴。阴谷穴能通调水气，可以利尿通膀胱，膝骨关节炎多为本虚标实之证，水湿之邪聚集膝关节附近，则引起膝关节冷痛、行走不利。推拿施治阴谷穴，可以祛除膝关节附近水湿之邪，通调水道，恢复膝关节正常功能。

【**推拿治疗方法**】一指禅推法、按法、揉法、一指禅推摩法、拨法。

8. 阳陵泉

【**归经**】足少阳胆经。

【**定位**】小腿外侧，当腓骨头前下方凹陷处（图 2-61）。

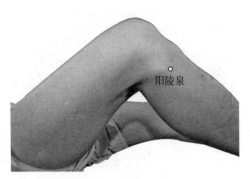

图 2-61　阳陵泉

【**解剖**】阳陵泉穴皮肤下解剖结构依次为皮下组织、小腿深筋膜、腓骨长肌、腓骨短肌。神经浅层分布有腓肠外侧皮神经；深层分布有胫前返动、静脉，膝下外侧动、静脉分支，腓总神经分支。

【**主治**】半身不遂、下肢痿痹、麻木。

【**在治疗膝骨关节炎中的应用**】阳陵泉为"筋会"，施治此穴可治筋病，《针灸大成》："主膝股内外廉不仁。"阳陵泉对于膝关节疾病出现的僵硬麻木等症具有治疗作用。阳陵泉为胆经合穴，经气由此汇入脏腑，此处经气旺盛，又为八会穴之筋会，历代医家用此穴治疗肌肉疼痛、拘挛之病，故选此穴亦能改善膝骨性关节炎引起的肌肉痉挛、僵硬等症。

【推拿治疗方法】一指禅推法、按法、揉法、一指禅推摩法、拨法。

9. 膝阳关（阳关）

【归经】足少阳胆经。

【定位】股骨外上髁后上缘，股二头肌肌腱与髂胫束之间的凹陷中（图 2-62）。

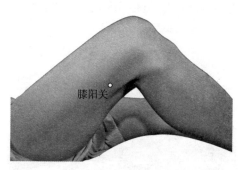

图 2-62　膝阳关

【解剖】膝阳关穴皮肤下解剖结构依次为皮下组织、腓骨长肌、趾长伸肌。神经分布有股外侧皮神经；血管分布有膝上外侧动脉、静脉网。

【主治】膝关节肿胀、麻木冷痛、下肢痿痹。

【在治疗膝骨关节炎中的应用】膝阳关穴下为髌骨和肌腱，为膝关节处常见的阳性疼痛点，推拿施治膝阳关穴，可以有效地散瘀消结，缓解膝关节局部疼痛，疏解经气闭塞，化瘀通络，放松膝关节周围局部组织的肌肉，具有良好的镇痛效果。

【推拿治疗方法】一指禅推法、按法、揉法、一指禅推摩法。

10. 足三里

【归经】足阳明胃经。

【定位】犊鼻穴下三寸，犊鼻穴与解溪穴连线上（图 2-63）。

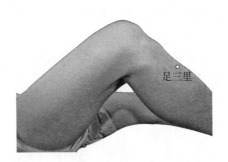

足三里

图 2-63 足三里

【解剖】足三里穴表层为皮肤结构为皮下组织、胫骨前肌、小腿骨间膜及胫骨后肌。神经浅层分布有腓肠外侧皮神经，深层分布有胫前动、静脉分支。

【主治】消化系统疾病、下肢痿痹、神志病、外科疾患、虚劳诸证。

【在治疗膝骨关节炎中的应用】《灵枢·五邪》："阳气有余，阴气不足，则热中善饥；阳气不足，阴气有余，则寒中肠鸣腹痛。阴阳俱有余，若俱不足，则有寒有热，皆调于三里。"足三里为足阳明胃经之合穴、四总穴之一、保健和强壮之要穴，为足阳明经气所入之处，主培中补元，调和气血，强身健体，祛邪防病，可治疗下肢运动和感觉障碍。膝骨关节炎主要原因是年老体衰、关节退变、筋骨退化、肌肉萎缩不利所致。沪上石氏伤科经典理论认为：筋骨病以气血为先，足三里为足阳明胃经之合穴，阳明经为全身气血来源，脾胃运化强劲，水谷精微得以输布全身，气血生化充足有力。气血足则润养筋骨，可促进膝骨关节炎的康复；其次，脾胃所生化气血也濡养四肢肌肉，肌肉筋骨得以濡养，则肌肉四肢健。在治疗膝骨关节炎中，推拿足三里穴可以强壮股四头肌、腘绳肌等主司膝关节屈伸、内收外展等主要肌肉的肌力和耐力，增加膝关节活动度，缓解膝关节粘连，改善膝关节疲乏无力。

【推拿治疗方法】按揉法、一指禅推法、按法、揉法、一指禅推摩法。

11. 伏兔

【归经】足阳明胃经。

【定位】髌底上6寸，髂前上棘与髌底外侧端的连线上（图2-64）。

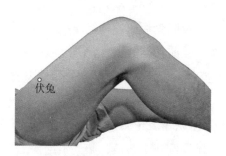

图 2-64　伏兔

【解剖】伏兔穴皮肤下解剖结构依次为皮下组织、股直肌、股中间肌。浅层布有股外侧静脉、股神经前皮支及股外侧皮神经；深层有旋股外侧动、静脉的降支，股神经的肌支。

【主治】腰疼膝冷、下肢痿痹、少腹胀痛酸满、疝气、妇科疾病、瘾疹、脚气等。

【在治疗膝骨关节炎中的应用】《医宗金鉴》："伏兔主刺

腿膝冷，兼刺脚气痛痹风。"伏兔与犊鼻、足三里同属足阳明胃经，乃是气血化生之要穴，具有温经散寒、补益气血、舒筋通络的作用。伏兔穴一般配伍髀关、阳陵泉、足三里，主治膝腿冷痛、发抖、酸痛无力等膝骨关节炎症状。伏兔配肾俞、环跳、委中、阳陵泉、三阴交，可以治疗下肢痿痹、肌肉酸软无力等症。

【推拿治疗方法】一指禅推法、按揉法、按法、揉法、一指禅推摩法。

12. 委中

【归经】足太阳膀胱经。

【定位】膝关节后方，腘横纹中点（图2-65）。

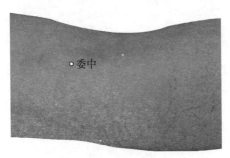

图2-65　委中

【解剖】委中穴皮肤以下解剖结构依次为皮下组织、筋膜、股二头肌、腓肠肌外侧头、腘肌起始肌腱和腘肌。神经浅层分布有股后皮神经，深层分布有胫神经；血管浅层分布有小隐静脉，深层分布有腘动脉、腓肠动脉、腘静脉分支及属支。

【主治】腰背痛、下肢痿痹等腰部及下肢病症。

【在治疗膝骨关节炎中的应用】《灵枢·邪气脏腑病形》：

"膀胱病者，小腹偏肿而痛，以手按之，即欲小便而不得，肩上热，若脉陷，及足小趾外廉及胫踝后皆热，若脉陷，取委中央。"委中穴为足太阳膀胱经之合穴，常用于因运动或过量行走所导致的疼痛。

【推拿治疗方法】按揉法、一指禅推法、按法、揉法、一指禅推摩法、拿法、拨法。

13. 委阳

【归经】足太阳膀胱经。

【定位】膝后部，腘横纹上，股二头肌的内侧缘（图2-66）。

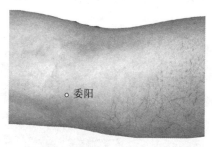

图 2-66　委阳

【解剖】委阳穴下解剖结构依次为皮下组织、股二头肌、腓肠肌外侧头、腘肌。神经浅层分布有股后皮神经，深层分布有腓总神经和腓肠外侧皮神经；血管分布有腘动脉、腘静脉、腓肠动脉等。

【主治】腰背酸痛、直立困难。

【在治疗膝骨关节炎中的应用】《针灸甲乙经》："腰痛引腹，不得俯仰。"委阳穴属三焦下合穴，有通利三焦经气，益气补阳的作用，可调理三焦脏腑气血。推拿施治委阳穴，提振膀胱经阳气，缓解膝关节炎症以及水肿所导致的疼痛。

【推拿治疗方法】一指禅推法、一指禅推摩法、按法、揉法、按揉法、拿法。

14. 承山

【归经】足太阳膀胱经.

【定位】腓肠肌两肌腹与肌腱交角处，当伸直小腿或足跟上提时，腓肠肌肌腹下出现尖角凹陷处（图2-67）。

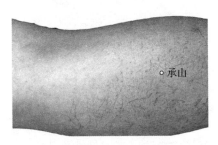

○承山

图 2-67　承山

【解剖】承山穴皮肤以下解剖结构依次为皮下组织、腓肠肌、比目鱼肌。神经浅层分布有腓肠内侧皮神经，深层分布有胫神经；血管浅层分布有小隐静脉，深层分布有胫后动、静脉。

【主治】小腿痛、腰背痛、脱肛、腓肠肌痉挛、坐骨神经痛。

【在治疗膝骨关节炎中的应用】《针灸大成》："脚气膝肿，胫酸脚跟痛。"承山穴是膀胱经经气与脾经经气聚集之地，推拿施治承山穴，可以使膀胱经和脾经的气血运行通畅，通则不痛。同时，承山穴下是肌肉丰厚之处，推拿施治承山穴，能滋生气血，气血足则滋养肌肉，增强下肢行走能力，特别是增强小腿部肌肉的耐力和肌力。

【推拿治疗方法】拿法、一指禅推法、按揉法，按法，揉法，一指禅推摩法。

15. 犊鼻（外膝眼）

【**归经**】足阳明胃经。

【**定位**】髌骨与髌韧带外侧凹陷中（图 2-68）。

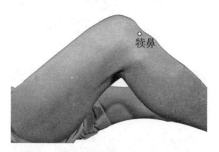

图 2-68　犊鼻

【**解剖**】犊鼻穴皮肤以下解剖结构依次为皮下组织、膝关节囊、翼状皱襞。浅层分布有腓肠外侧皮神经、股神经前皮支、隐神经的髌下支和膝关节动、静脉网；深层分布有膝关节腔。

【**主治**】下肢麻痹、屈伸不利，脚气等症。

【**在治疗膝骨关节炎中的应用**】《灵枢·本输》："刺犊鼻者，屈不能伸。"犊鼻穴是治疗膝骨关节炎的常用穴和经验有效穴，也是近端取穴原则施治的要穴。推拿治疗犊鼻穴可以力透筋骨直达关节腔内部，改善膝关节的关节液与血液、软骨的营养交换，增加肌肉的张力和耐力，改善关节活动度。同时，消除髌骨与髌韧带的粘连，提升关节活动度，可缓解上下楼时的疼痛。

【**推拿治疗方法**】一指禅推法、按法、揉法、一指禅推摩法、按揉法。

16. 风市

【**归经**】足少阳胆经。

【**定位**】大腿外侧，髌底上 7 寸，髂胫束后缘（图 2-69）。

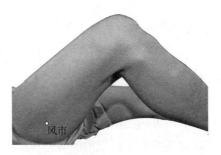

图 2-69　风市

【**解剖**】风市穴皮肤下解剖结构依次为皮下组织、髂胫束、股外侧肌、股中间肌。神经浅层分布有股外侧皮神经，深层分布有股神经的肌支；血管分布有旋股外侧动脉降支的肌支。

【**主治**】腰腿疼痛、半身不遂。

【**在治疗膝骨关节炎中的应用**】《医宗金鉴》："主治腿中风湿，疼痛无力，脚气，浑身瘙痒，麻痹等症。"风市穴为足少阳胆经腧穴，乃祛风之要穴。推拿施治风市穴，可以有效地祛除足少阳胆经风邪寒气及膝关节局部组织的风邪，消除膝关节的致病因素，有效地缓解膝骨关节炎。

【**推拿治疗方法**】按法、揉法、一指禅推摩法、按揉法。

17. 阿是穴

【**归经**】经外奇穴。

【**定位**】按诊患者，当触摸至条索或者筋状结节时，患者感到疼痛而发出"啊"的一声，则该位置为阿是穴的位置。

【解剖】阿是穴无明确的解剖位置，但一般处于患者肌肉、韧带、筋膜的条索或结节处。

【主治】急性疼痛、下肢挛急等症。

【在治疗膝骨关节炎中的应用】阿是穴是对症治疗的主要穴位。《千金方要·灸例》："有阿是之法，言人有病痛，即令捏（掐）其上，若里（果）当其处，不问孔穴，即得便快成（或）痛处，即云阿是。"阿是穴虽不从经脉，位置亦无定所，但对其取穴方法与治疗病症均源自古医家意。故阿是穴是机体特殊病理状态下呈现的临时性反应点，取穴部位在"按之最痛""按之快然"或阳性反应点处，所以往往为炎症反应较为剧烈之处，也是血瘀、寒湿、风邪等聚集之处。因此，施治阿是穴，可以有效地祛除相应位置的外邪，达到缓解炎症反应，消瘀散结，活血通络之效。

【推拿治疗方法】一指禅推法、按法、揉法、拨法、按揉法，阿是穴以拨法施治为主。

三、远端取穴

在膝骨关节炎施治中，除了对膝关节周围进行近端取穴和采用关节运动类手法滑利膝关节外，还应根据膝骨关节炎患者一般为本虚标实，多有肝肾亏损、气滞血瘀、阳虚寒凝等证，辨证的选取远端穴位进行相应的补益肝肾、行气活血、温阳散寒等治疗。

1. 风门

【归经】足太阳膀胱经。

【定位】肩胛部，第2胸椎棘突下，人体后正中线旁开

1.5 寸（图 2-70）。

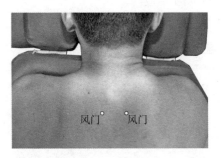

图 2-70　风门

【解剖】风门穴皮肤下解剖结构依次为皮下组织、斜方肌、菱形肌、上后锯肌、颈夹肌、竖脊肌、骶棘肌等结构。浅层分布有第 2、3 胸神经后支的内侧皮支和伴行的肋间后动、静脉背侧支的内侧皮支；深层为第 2、3 胸神经后支的肌支和相应的肋间后动、静脉背侧支的分支等。副神经支配斜方肌，肩胛背神经支配菱形肌，控制肩胛部的运动，风门穴最深处为胸腔膜和肺。

【主治】外感风邪所致的感冒、咳嗽、发热、鼻炎、颈椎痛、肩膀酸痛等症。

【在治疗膝骨关节炎中的应用】《会元针灸学》："风门者，风所出入之门也。"风门穴为足太阳膀胱经和督脉的交会穴，风邪出入之门户，主治风疾，故名风门。临床实践中，膝骨关节炎以风邪、寒邪等侵袭常见，风门穴被用以祛风除寒，适合于风寒湿诸证的膝骨关节炎患者。

【推拿治疗方法】一指禅推法、按法、揉法、按揉法、拨法、擦法。

2. 曲池

【**归经**】手阳明大肠经。

【**定位**】肘部，肘横纹外侧端，尺泽与肱骨外上髁连线的中点处（图2-71）。

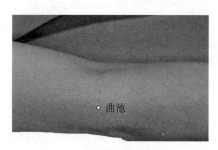

　　　　图2-71　曲池

【**解剖**】曲池穴皮肤下解剖结构依次为皮下组织、桡侧腕长伸肌起始部，肱桡肌的桡侧。神经分布有前臂背侧皮神经，传导皮肤和肌肉的感觉，深层为桡神经；血管分布有桡返动脉、桡返静脉的分支，桡侧副动脉、桡侧副静脉的吻合支。

【**主治**】热邪侵犯所致的咽喉肿痛、齿痛、目赤肿痛、手臂痹痛、上肢不遂等。

【**在治疗膝骨关节炎中的应用**】《针灸甲乙经》："伤寒余热不尽""胸中满，耳前痛，齿痛，目赤痛，颈肿，寒热，渴饮辄汗出，不饮则皮干热。"曲池穴具有清热解表、疏经通络的作用，通上达下，通里达表，既可清体外风热，又可清体内火邪，是表里双清之要穴，适合于风湿热诸证的膝骨关节炎患者。

【**推拿治疗方法**】一指禅推法、按揉法、拨法、擦法、按法、揉法。

3. 大椎

【归经】督脉。

【定位】颈后部，在第 7 颈椎棘突下凹陷中，人体后正中线上（图 2-72）。

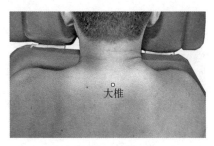

图 2-72　大椎

【解剖】大椎穴皮肤下解剖结构依次为皮下组织，棘上韧带及棘间韧带，其下为椎体。神经浅层分布有第 8 颈神经后支内侧支，深层分布有第 8 颈神经后支的分支；血管浅层分布有颈横动脉分支、棘间皮下静脉丛，深层分布有椎外后静脉丛。

【主治】热病、恶寒发热、咳嗽、脊柱疼痛。

【在治疗膝骨关节炎中的应用】《素问·骨空论》："灸寒热之法，先灸项大椎，以年为壮数。"大椎穴为督脉和手足三阳经交会穴，又称"诸阳之会"，即手足三条阳经的阳热之气由此汇入大椎穴并与督脉的阳气上行头颈。大椎穴具有解热、退热的功效，常用于外感发热，在膝骨关节炎诊治中，适用于风湿热痹证患者。

【推拿治疗方法】一指禅推法、按揉法、拨法、按法、揉法。

4. 肩井

【归经】足少阳胆经。

【定位】肩后部，第 7 颈椎棘突与肩峰最外侧点连线的中点（图 2-73）。

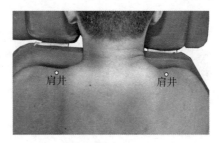

图 2-73　肩井

【解剖】肩井穴皮肤下解剖结构依次为皮下组织、斜方肌、肩胛提肌、上后锯肌。皮肤处有第 4、5、6 颈神经后支重叠分布，浅层分布有锁骨上神经，深层分布有肩胛脊神经，支配肩胛提肌，第 1 至第 4 胸神经后支支配上后锯肌；血管浅层分布有颈浅动脉、颈浅静脉的分支或属支，深层分布有颈横动脉、颈横静脉的分支或属支。

【主治】颈项强直、头痛、眩晕、肩背部疼痛。

【在治疗膝骨关节炎中的应用】《针灸甲乙经》："手足少阳、阳维之会。"此处是全身气血津液输布的关隘，具有疏风解表祛寒的功效，同时常用于对各种疼痛的缓解，疗效显著，适用于对风湿热证膝骨关节炎的施治。

【推拿治疗方法】一指禅推法、按揉法、拨法、擦法、拿法。

5. 太冲

【归经】足厥阴肝经。

【定位】足背部，第1、2跖骨间，跖骨底结合部前方凹陷中，足动脉搏动处（图2-74）。

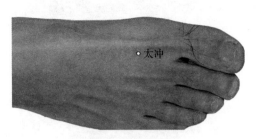

· 太冲

图2-74　太冲

【解剖】太冲穴皮肤下解剖结构依次为皮下组织、踇长伸肌腱外缘、第1骨间背侧肌。神经浅层分布有足背内侧神经，深层分布有腓深神经的分支、跖背侧神经和胫神经足底内侧神经；太冲穴下血管丰富，分布有足背静脉网及第1趾背侧动脉。

【主治】头痛、眩晕、目赤肿痛、黄疸、胁痛等肝经疾患。

【在治疗膝骨关节炎中的应用】《铜人腧穴针灸图经》："胸胁支满，足寒大便难，呕血，女子漏血不止，小儿卒疝呕逆。"太冲穴是肝经的原穴，"原"含有发源、原动力的意思，代表了本经脉的主要生理功能，属于足厥阴肝经要穴，是肝经经气蕴藏和起始的地方。推拿施治太冲穴，能通利三焦气机，清解肝阳郁结之风，适用于膝骨关节炎气滞血瘀证。

【推拿治疗方法】按法、揉法、按揉法、点法。

6. 章门

【归经】足厥阴肝经。

【定位】在胸腹部，第 11 肋游离端下缘（图 2-75）。

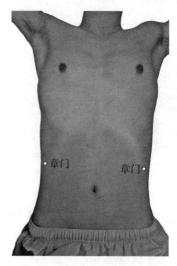

图 2-75　章门

【解剖】章门穴皮肤下解剖结构依次为皮下组织、腹外斜肌、腹内斜肌、腹横肌，最下方为胸膜腔和肺。神经分布有第 10 肋间神经；血管分布有第 10 肋间动脉、肋间静脉。

【主治】胁肋疼痛、黄疸。

【在治疗膝骨关节炎中的应用】《针灸甲乙经》："腰痛不得转侧，章门主之""足厥阴、少阳之会"。章门穴为脏之会穴，脾之募穴，为脏气汇结之地。推拿施治章门穴，可以疏肝健脾，调理气机，适用于膝骨关节炎气滞血瘀证。

【推拿治疗方法】按揉法、拨法、擦法、搓法。

7. 期门

【归经】足厥阴肝经。

【定位】在胸前部，第 6 肋间隙，人体前正中线旁开 4 寸（图 2-76）。

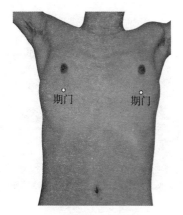

图 2-76　期门

【解剖】期门穴皮肤下解剖结构依次为皮下组织、胸大肌下缘、肋间外肌、肋间内肌，最深处为胸膜腔和肺脏等结构。神经浅层分布有第 6 肋间神经的外侧皮支，深层分布有第 6 肋间神经；血管浅层分布有胸腹壁静脉的属支，深层分布有第 6 肋间后动、静脉的分支。

【主治】肋下积聚、胸胁胀痛。

【在治疗膝骨关节炎中的应用】《针灸甲乙经》："主咳，胁下积聚，喘逆，卧不安席，时寒热。"期门穴为肝经的募穴，为气血周期运行出入的门户，推拿施治期门穴，能够从阴引阳，使邪气外出，从而缓解全身气滞，促进气机畅通，适用于膝骨关节炎气滞血瘀证。

【推拿治疗方法】按法、揉法、按揉法、拨法、擦法、搓法。

8. 膈俞

【归经】足太阳膀胱经。

【定位】胸背部，第 7 颈椎棘突下，人体后正中线旁开 1.5 寸（图 2-77）。

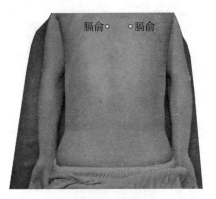

图 2-77　膈俞

【解剖】膈俞穴皮肤下解剖结构依次为皮下组织、斜方肌、背阔肌、竖脊肌。神经浅层分布有第 7、8 胸神经后支的内侧皮支和外侧支，主司皮肤感觉；深层分布有第 7、8 胸神经后支的肌支，主司运动。血管分布有第 7 肋间动、静脉后支的内侧支。

【主治】呕吐、呕逆、胁肋疼痛、气喘不止。

【在治疗膝骨关节炎中的应用】《针灸甲乙经》："背痛恶寒，脊强俯仰难，食不下，呕吐多涎，膈俞主之。"膈俞是血之会穴，能调血理气，治血分诸疾。同时，此穴有理气宽中、调节血液流通的功效，用于治疗膝骨关节炎气滞血瘀证。

【推拿治疗方法】一指禅推法、按法、揉法、按揉法、拨法、擦法。

9. 肝俞

【归经】足太阳膀胱经。

【定位】胸背部，第 9 胸椎棘突下旁开 1.5 寸（图 2-78）。

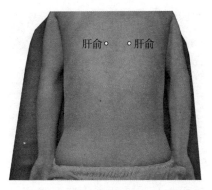

图 2-78 肝俞

【解剖】肝俞穴皮肤下解剖结构依次为皮下组织、背阔肌，下后锯肌，竖脊肌。神经浅层分布有第 9、10 胸神经后支的皮支，深层分布有第 9、10 胸神经后支的肌支；血管浅层分布有胸动脉、胸静脉分支，深层分布有肋间后动脉、肋间后静脉分支。

【主治】肋间疼痛、黄疸、目赤等症。

【在治疗膝骨关节炎中的应用】《针灸甲乙经》："肝胀者，肝俞主之，亦取太冲。"肝俞穴是肝脏的背俞穴，是肝脏之气输注于背部的特定穴。中医理论认为，背俞穴可以治疗相应脏腑疾病。推拿施治肝俞穴，可以发挥疏调气机运行，调节肝脏功能，交和阴阳的作用，常与肾俞穴配合施治膝骨关节炎气滞血瘀、肝肾亏虚证。

【推拿治疗方法】一指禅推法、按法、揉法、按揉法、拨法、擦法。

10. 风府

【归经】督脉。

【定位】枕外隆凸直下，左右斜方肌之间凹陷中（图 2-79）。

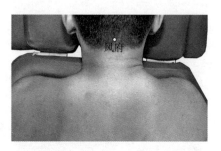

图 2-79　风府

【解剖】风府穴处于两侧斜方肌肌腱中，下为项韧带，位于左右头后大、小直肌之间。神经浅层分布有枕大神经和第 3 枕神经的分支，深层分布有枕下神经的分支；血管分布有枕动脉、枕静脉的分支。

【主治】中风强直、半身不遂。

【在治疗膝骨关节炎中的应用】《针灸甲乙经》："风府……大筋内宛宛中，疾言其肉立起，言休其肉立下，督脉、阳维之会。"风府穴是督脉和阳维的交会穴，督脉为阳脉之海，阳维脉又维系一身阳经，风府可以治疗阳气虚衰所致的背脊畏寒、腰膝酸软、少腹冷痛等虚寒证。同时，风府穴可抵御风邪循上侵袭，故此穴擅治风证，用于治疗膝骨关节炎风寒湿痹、阳虚寒凝证。

【推拿治疗方法】一指禅推法、按揉法、按法、揉法。

11. 风池

【归经】足少阳胆经。

【定位】枕骨之下，胸锁乳突肌上端与斜方肌上端之间的凹陷中（图 2-80）。

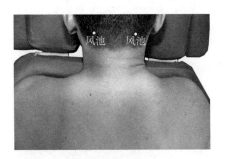

图 2-80　风池

【**解剖**】风池穴皮肤下解剖结构依次为皮下组织、胸锁乳突肌、斜方肌，下方为头夹肌，头半棘肌，最下方结构为头后大直肌和头上斜肌。神经浅层分布有枕小神经，深层分布有枕大神经；血管分布有枕动脉、枕静脉的分支。

【**主治**】恶寒发热、中风、眩晕、颈项强痛。

【**在治疗膝骨关节炎中的应用**】《针灸甲乙经》："足少阳、阳维之会。"《医宗金鉴》："肺受风寒，及偏正头风。"风池穴是足少阳、阳维之会，为治风要穴，故名风池，有息风解痉，祛除风寒之功。常与风府穴配合，祛风散寒，疏风止痛，消肿散瘀，用以治疗膝骨关节炎风寒湿痹、风湿热痹证。

【**推拿治疗方法**】一指禅推法、按揉法、按法、揉法。

12. 涌泉

【**归经**】足少阳肾经。

【**定位**】足底部，屈足蜷趾时足心最凹陷中（图 2-81）。

【**解剖**】涌泉穴皮肤下解剖结构依次为皮下组织、足底腱膜，深层为第二蚓状肌。神经浅层分布有足底内侧神经的分支，深层分布有足底总神经的分支；血管分布有足底总动脉和总静脉的分支。

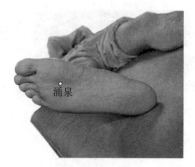

图 2-81　涌泉

【**主治**】发热、心烦、小便不利、足心热、腰膝酸软、腰背痛。

【**在治疗膝骨关节炎中的应用**】《百症赋》:"厥寒、厥热涌泉清。"涌泉穴为肾经的第一穴,具有滋补肾阳之功效,适用于肝肾阴虚、阳虚寒凝的膝骨关节炎患者,可以缓解手冷或者疲劳引起的关节疼痛等症。

【**推拿治疗方法**】一指禅推法、按揉法、擦法、按法、揉法、点法。

13. 三阴交

【**归经**】足太阴脾经。

【**定位**】小腿内侧,内踝尖上3寸,胫骨内侧缘后际(图 2-82)。

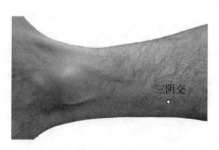

图 2-82　三阴交

【解剖】三阴交穴皮肤下解剖结构依次为皮下组织、趾长屈肌、胫骨后肌、长屈肌。神经浅层分布有隐神经的小腿内侧皮支，深层分布有胫神经；血管浅层分布有大隐静脉的属支，深层分布有胫后动、静脉。

【主治】月经不调、崩漏、带下、腰膝酸软、遗尿。

【在治疗膝骨关节炎中的应用】《百症赋》："针三阴于气海，专司白浊久遗精。"三阴交穴是足部三条阴经相交汇的穴位，涉及肝、脾、肾三脏，有益肾平肝、健脾统血之功，适用于膝骨关节炎肝肾阴虚证。

【推拿治疗方法】一指禅推法、按揉法、拨法、擦法、按法、揉法。

14. 太溪

【归经】足少阴肾经。

【定位】足踝部，内踝尖与跟腱之间的凹陷中（图2-83）。

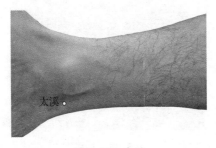

图2-83 太溪

【解剖】太溪穴皮肤下解剖结构依次为皮下组织、胫骨后肌、趾长屈肌、踇长屈肌。神经浅层分布有隐神经的小腿内侧皮支，深层分布有胫神经；血管浅层分布有大隐静脉属支，深层分布有胫后动脉、胫后静脉。

【主治】遗精、月经不调、腰背酸痛、下肢乏力。

【在治疗膝骨关节炎中的应用】《百症赋》："寒疟兮，商阳、太溪验。"太溪穴为肾经经气经过和停留之处，形容水流在此处形成较大溪流，故名为太溪。施治太溪穴，可以滋养肾阴，补充肾精，膝骨关节炎患者由于肝肾亏虚，造成本虚，因此，太溪穴适用于肝肾亏虚的膝骨关节炎患者。

【推拿治疗方法】一指禅推法、按揉法、拨法、擦法、按法、揉法。

15. 八髎

【归经】足太阳膀胱经。

【定位】八髎穴分为上髎、次髎、中髎、下髎，骶椎两侧各4个，总共8个，故称八髎穴，分布位于第1、2、3、4骶后孔中（图2-84）。

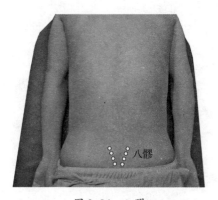

图 2-84　八髎

【解剖】4对骶后孔向前与骶前孔相通，并借骶前孔通达盆腔，向内与骶管相通。骶神经在骶管内下降，分成骶前、骶后神经，经4对骶前、后孔突出。骶神经的体神经及内脏神经的传入、传出纤维与脑和脊髓有广泛的联系。

【主治】腰痛、月经不调、肾精亏虚、痛经。

【**在治疗膝骨关节炎中的应用**】八髎穴为内脏器官的神经血管会聚和全身气血起始之处，属足太阳膀胱经穴，与足少阴肾经互为表里，具有强腰壮肾、调补冲任、调经理气之功效，适用于肝肾亏虚的膝骨关节炎患者。

【**推拿治疗方法**】一指禅推法、按揉法、拨法、按法、揉法、擦法。

16. 肾俞

【**归经**】足太阳膀胱经

【**定位**】胸背部，后正中线上，第 2 腰椎棘突下，人体后正中线旁开 1.5 寸（图 2-85）。

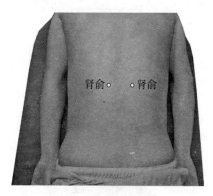

肾俞° °肾俞

图 2-85　肾俞

【**解剖**】肾俞穴下解剖结构为皮肤、皮下组织、背阔肌腱膜、胸腰筋膜浅层、竖脊肌。神经浅层分布有第 2、3 腰神经的皮支，主司皮肤感觉；深层分布有第 2、3 腰神经后支的肌支，主司肌肉运动功能。血管分布有腰动脉、腰静脉分支。

【**主治**】遗尿、遗精、阳痿、早泄、腰痛。

【**在治疗膝骨关节炎中的应用**】《针灸资生经》："肾俞，

治肾虚水脏久冷。"肾俞穴为肾经的补益要穴，肾经之气聚集之处，是足太阳膀胱经之背俞穴，内应命门，是肾气输注于背腰部的要穴，借足太阳膀胱经将命门之气输送于脏腑及各器官。选取肾俞穴，针对膝骨关节炎本虚标实之病机，具有补肾益气、强筋健骨、固精敛涩之功，适用于膝骨关节炎肝肾亏虚、阳虚寒凝证患者。

【推拿治疗方法】一指禅推法、按揉法、拨法、擦法、按法、揉法。

17. 关元

【归经】任脉。

【定位】脐中下 3 寸，人体前部正中线上（图 2-86）。

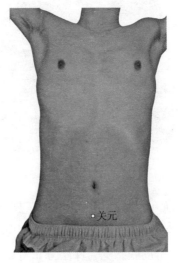

图 2-86　关元

【解剖】关元穴皮肤下解剖结构为皮下组织、腹白线、腹横筋膜、腹壁外脂肪、壁腹膜。神经浅层分布有第 12 胸神经前支的前皮支和腹壁浅动、静脉的分支；深层分布有第

12 胸神经前支。

【主治】虚劳羸瘦、肾阳亏虚。

【在治疗膝骨关节炎中的应用】《类经图翼》:"此穴当人身上下四旁之中，故又名大中极，乃男子藏精，女子蓄血之处。"关元穴，又称丹田、次门、大中极，为小肠之募穴，是强身健体的保健要穴，具有强壮筋骨、温肾壮精、补益命火之作用，可以治疗因阳虚寒凝所导致的膝骨关节炎，具有温阳祛寒之效。

【推拿治疗方法】一指禅推法、按揉法、拨法、擦法。

18. 命门

【归经】督脉。

【定位】腰背部，第 2 腰椎棘突下凹陷中，人体后部正中线上（图 2-87）。

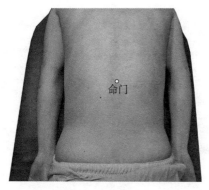

图 2-87　命门

【解剖】命门穴皮肤下解剖结构为皮下组织、棘上韧带、棘间韧带、弓间韧带。神经浅层主要分布有第 2 腰神经后支的内侧支，深层伴有第 2 腰神经后支的分支；血管分布有第 2 腰动脉、静脉的背侧支的分支和属支。

【**主治**】下肢痿痹、腰膝酸软、脊柱强直、少腹疼痛。

【**在治疗膝骨关节炎中的应用**】《玉龙赋》："老者多便，命门兼肾俞而着艾。"命门者，生命之门也，人体精神之舍，元气之处，是人体生命的本源，化生人体一身之阴阳。命门穴具有固本培元、补益肾精、壮阳祛寒之功效，可以治疗肾阳不足、命门火衰，适用于膝骨关节炎风寒湿痹、阳虚寒凝证患者。

【**推拿治疗方法**】一指禅推法、按法、揉法、按揉法、拨法、擦法。

19. 百会

【**归经**】督脉。

【**定位**】后发际正中上 7 寸，折耳，当两耳尖直上，头顶正中（图 2-88）。

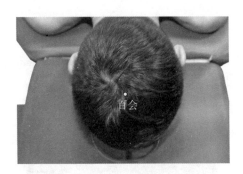

图 2-88　百会

【**解剖**】百会穴位于帽状腱膜中，此处神经分布有枕大神经及额神经分支；血管分布有左、右颞浅动、静脉吻合网，深层分布有脑血管，百会穴其下为脑骨。

【**主治**】头痛、头晕、眩晕、中风。

【**在治疗膝骨关节炎中的应用**】百会穴是手足三阳经，

足厥阴经、督脉的交会穴，称"三阳五会"，其中以督脉传入气血为主。百会穴又是百脉朝会之穴，有宣通气血的功能。头为"诸阳之会""清阳之府"，又为髓海所在，凡五脏精华之血，六腑清阳之气，皆上注于头。百会穴具有补益全身诸阳，提振阳气的功效，部分膝骨关节炎患者素体阳虚，受到寒邪侵袭时。寒邪容易凝滞于关节，导致关节处强烈疼痛，遇冷加剧，施治百会穴，适用于阳虚寒凝的膝骨关节炎患者。

【推拿治疗方法】一指禅推法、按揉法、擦法、按法、揉法。

20. 脾俞

【归经】足太阳膀胱经。

【定位】胸背部，第11胸椎棘突下，人体后正中线旁开1.5寸（图2-89）。

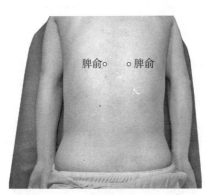

图 2-89 脾俞

【解剖】脾俞穴皮肤下解剖结构依次为皮下组织、背阔肌、下后锯肌、竖脊肌。神经浅层分布有第11、12胸神经后支的皮支，主司感觉；深层分布有第11、12胸神经后支的肌支，主司运动。血管浅层分布有肋间后动脉、肋间后静脉的分支，深层分布有肋间动脉、肋间静脉、肋下动脉、肋下静脉的分支和属支。

【**主治**】呕吐、腹泻、消化不良。

【**在治疗膝骨关节炎中的应用**】《针灸大成》："主腹胀，引胸背痛，多食消瘦……黄疸，善欠，不嗜食。"若脾胃受损，运化失职，致水反为湿，聚集关节处，则生痹证。脾俞穴有提振脾胃功能，补足脾胃之气，使脾胃运化之力充足，减少关节处的湿邪，适合于膝骨关节炎风寒湿痹、风热湿痹、痰湿壅盛证患者。

【**推拿治疗方法**】一指禅推法、按法、揉法、按揉法、拨法、擦法。

21. 胃俞

【**归经**】足太阳膀胱经。

【**定位**】胸背部，第 12 胸椎棘突下，人体后正中线旁开1.5 寸（图 2-90）。

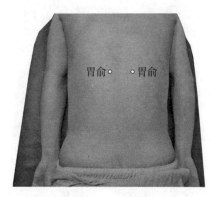

图 2-90　胃俞

【**解剖**】胃俞穴皮肤下解剖结构依次为皮下组织、胸腰筋膜浅层、背阔肌腱膜、竖脊肌。神经浅层分布有第 12 胸神经和第 1 腰神经的后支的皮支，主司感觉；深层分布有第 12 胸神经和第 1 腰神经的后支的肌支，主司运动。血管分布有与神经伴行的动、静脉的分支和属支。

【**主治**】胃痛、呃逆、呕吐、腹泻。

【**在治疗膝骨关节炎中的应用**】《针灸大成》："主霍乱，胃寒，腹胀而鸣，翻胃呕吐，不嗜食，多食羸瘦，目不明，腹痛，胸胁支满。"胃俞和脾俞同为人体重要的背俞穴，也是足阳明胃经的主要穴位，能振奋腑气，调理肠胃运化功能，适用于膝骨关节炎风寒湿痹、风热湿痹、痰湿壅盛证患者。

【**推拿治疗方法**】一指禅推法、按法、揉法、按揉法、拨法、擦法。

22. 丰隆

【**归经**】足阳明胃经。

【**定位**】外踝尖上 8 寸，胫腓骨之间，筋肉丰满隆起之处（图 2-91）。

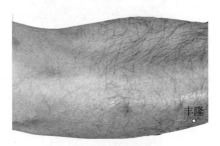

图 2-91 丰隆

【**解剖**】丰隆穴皮肤下解剖结构依次为皮下组织、趾长伸肌腱、小腿骨间膜、胫骨后肌。神经浅层分布有腓肠外侧皮神经，深层分布有胫前动、静脉分支和腓深神经的分支。

【主治】痰湿所致哮喘、中风、不寐等。

【在治疗膝骨关节炎中的应用】丰隆穴为足阳明胃经络穴，从阳络阴，该穴能疏通表里两经之气，是表里两经气血聚集之地。因此，丰隆穴具有治表证，兼治里证的重要作用。《玉龙歌》："咳嗽须针肺俞穴，痰多宜向丰隆寻。"丰隆穴具有很强的调理脾胃作用，能促进人体吸收水谷精微，健脾化痰，祛除痰湿。《素问·痹论》："寒气胜者为痛痹，湿气胜者为着痹。"痰湿也是膝骨关节炎患者的重要病理因素，丰隆穴适用于膝骨关节炎痰湿壅盛证患者。

【推拿治疗方法】一指禅推法，按法、揉法、拿法、按揉法。

23. 中脘

【归经】任脉。

【定位】腹部，前正中线上4寸（图2-92）。

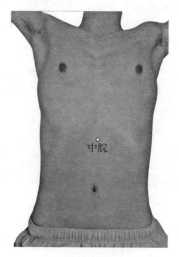

中脘

图2-92　中脘

【解剖】中脘穴皮肤下解剖结构依次为腹白线、腹横筋膜、腹膜外组织和腹壁膜。中脘穴深部为胃的幽门部。神经分布有第7、8肋间神经前皮支的内侧支，血管分布有腹壁上动脉、腹壁上静脉。

【主治】呕吐、腹泻、胃痛、脾胃虚弱。

【在治疗膝骨关节炎中的应用】《难经本义》："六腑皆禀于胃。"中脘穴为腑之脏穴，又是胃的募穴，具有调理脾胃、补益气血、消食化滞的功效。膝骨关节炎病机中，由于脾胃虚弱，导致痰湿积聚。因此，中脘穴适用于补益脾气，祛除痰湿，适合于膝骨关节炎痰湿壅盛证患者。

【推拿治疗方法】一指禅推法、一指禅推摩法、按揉法、按法、揉法、摩法。

24. 天枢

【归经】足阳明胃经。

【定位】腹部，脐旁2寸，上下腹的分界处（图2-93）。

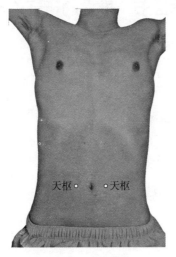

图 2-93　天枢

【解剖】天枢穴皮肤下解剖结构为皮下组织、腹直肌。神经浅层分布有第9、10、11胸神经前支的外侧皮支和前皮支，深层分布有同名神经的肌支；血管浅层分布有脐周静脉网，深层分布有腹壁上动脉、腹壁下动脉、腹壁上静脉、腹壁下静脉的吻合网。

【主治】奔豚气、腹痛、泄泻。

【在治疗膝骨关节炎中的应用】《素问·六微旨大论》："天枢之上，天气主之；天枢之下，地气主之。"天枢穴是大肠募穴，始载于《针灸甲乙经》，又位于足阳明胃经与带脉交汇处，乃人体气机升降的枢纽，治疗因脾胃功能失调而引起的胃炎、呃逆、泄泻，具有调理脾胃，通调气机的功效，适用于膝骨关节炎痰湿壅盛证患者。

【推拿治疗方法】一指禅推法、按揉法、拨法、按法、揉法。

第三节　推拿的辨证论治

一、基本治法

（一）治疗原则

滑利关节，舒筋通络。

（二）推拿手法

一指禅推法、按揉法、擦法、摩法、拿法、捏法、关节活动类手法。

（三）取穴与部位

以膝关节周围穴位和经络为主，如阿是穴、内膝眼、犊鼻（外膝眼）、阴陵泉、阳陵泉、血海、梁丘、伏兔、风市、委中、委阳、承山等穴。

（四）操作方法

1. 放松肌肉 患者仰卧于治疗床上，推拿医师站于患者一侧，以擦法施治于股四头肌等大腿前侧、大腿后侧、腘窝以及小腿后侧肌肉各 2 分钟。重点在腘窝及周围的韧带和肌腱处，以及小腿后侧肌肉处，捏拿股四头肌 1 分钟，捏拿小腿后侧肌肉 1 分钟。

2. 近端取穴 按揉内膝眼、犊鼻（外膝眼）、阴陵泉、阳陵泉、血海、梁丘、伏兔、风市穴各 4 分钟；捏拿委中、委阳、承山穴各 1 分钟，力度以患者感觉酸胀为宜。

3. 松解粘连 患者仰卧位，推拿医师站于一侧，以按揉法和拨法施治于膝关节、腘窝周围，重点施治于髌韧带、内外侧副韧带处各 2 分钟；髌骨周围各部位施摩法 2 分钟。其次，推拿医师一手扶持患膝下部，先捏髌骨 5 次，再用另一手拇指、食指分别按住髌骨上、下缘纵向推髌骨至上极限位20 次。然后，用拇指及其余 4 指分别置于髌骨内外缘横向推髌骨 20 次，再复按住髌骨上、下缘纵向推髌骨至下极限位 20 次，提拿髌骨向上 5 次，以滑利髌骨周围粘连。同时，选取阿是穴进行拨法操作，以患者能耐受为度。

4. 滑利关节 患者仰卧位，推拿医师站于一侧，双手握持患者小腿远端拔伸并持续 3 秒，力量以膝关节有牵拉感为度，同时配合抖法松解患膝，反复 3 次。其次，推拿医师辅助对膝关节做屈伸法至极限位，以患者能耐受为度，屈膝时配合膝关节内旋、外旋被动活动，伸膝时配合下肢纵向牵拉，反复3次。最后，施以膝关节摇法。

二、辨证施治

（一）风寒湿痹证

【临床表现】膝关节酸楚疼痛，痛处固定，有如刀割或有明显重着感，患处有肿胀感，关节活动欠灵活，畏风寒，得热则舒。舌质淡，苔白腻，脉紧或濡。

【治法】祛寒除湿，散风止痛。

【手法】一指禅推法、按揉法、拿法。

【选穴】在基本治法基础上，加取脾俞、胃俞、阴陵泉、风池、风府、风门、肩井、命门穴。

【操作】患者仰卧位，一指禅推法施治脾俞、胃俞、风门穴各1分钟，一指禅推摩法施治阴陵泉1分钟，按揉命门穴1分钟；患者坐位，拿风池穴1分钟，按揉法施治风府穴1分钟，拿肩井穴1分钟。

（二）风湿热痹证

【临床表现】起病较急，病变以膝关节红肿、灼热、疼痛，甚至痛不可触，得冷则舒为特征，伴有全身发热，或皮肤红斑、硬结。舌质红，苔黄，脉滑数。

【治法】清热除湿，散风止痛。

【手法】一指禅推法、按揉法、拿法。

【选穴】在基本治法基础上，加取脾俞、胃俞、风池、曲池、大椎、肩井穴。

【操作】患者坐位，按揉大椎、曲池穴各 1 分钟，拿肩井穴 1 分钟，拿风池穴 1 分钟；患者仰卧位，一指禅推法施治脾俞、胃俞穴各 1 分钟。

（三）气滞血瘀证

【临床表现】膝关节刺痛，痛处固定，局部有僵硬感，或麻木不仁，舌质紫暗，苔白而干涩，脉弦或迟。

【治法】活气行血，消瘀散结。

【手法】一指禅推法、按揉法、点法、搓法。

【选穴】在基本治法基础上，加取血海、肝俞、足三里、太冲、章门、期门、膈俞穴。

【操作】患者仰卧位，一指禅推摩法施治血海穴、按揉法施治足三里穴各 1 分钟，用点法在太冲穴处施治 1 分钟；患者俯卧位，一指禅推法施治肝俞穴；患者坐位，用按揉法在膈俞、章门、期门等穴施治 1 分钟，以有酸胀为度，然后搓胁肋部，以患者感觉体热为度。

（四）肝肾亏虚证

【临床表现】膝关节隐隐作痛，腰膝酸软无力，酸困疼痛，遇劳更甚。舌质红，少苔，脉沉细无力。

【治法】滋补肝肾，育阴潜阳。

【手法】一指禅推法、按揉法、擦法。

【选穴】在基本操作手法上，加取肝俞、肾俞、涌泉、太溪、三阴交、八髎穴。

【操作】患者俯卧位，一指禅推法施治肝俞、肾俞穴各 1 分钟，横擦八髎穴，以透热为宜；患者仰卧位，按揉三阴交、太溪、涌泉穴各 1 分钟，以有酸胀为度。

（五）阳虚寒凝证

【临床表现】膝关节疼痛剧烈，得热缓解，遇寒更甚，浑身虚软，恶寒。舌质白，脉紧。

【治法】温肾助阳，祛寒止痛。

【手法】一指禅推法、按揉法、擦法、拿法、捏法。

【选穴】在基本治法基础上，加取肾俞、关元、命门、百会、风池、风府、督脉穴。

【操作】患者俯卧位，擦法施治督脉 2 分钟，捏脊 2 分钟，按揉百会、肾俞、神门穴各 1 分钟，以有酸胀为度；患者坐位，拿风池穴 1 分钟，按揉风府穴 1 分钟。

（六）痰湿壅盛证

【临床表现】膝关节隐痛，痛感不强，伴头痛昏蒙，胸脘痞满，体倦，恶心呕涎，纳呆。舌白苔腻，脉滑。

【治法】健脾、除痰、祛湿。

【手法】一指禅推法、按揉法。

【选穴】在基本治法基础上，加取脾俞、胃俞、丰隆、中脘、天枢、足三里穴。

【操作】患者俯卧位，一指禅推法、按揉法施治于脾俞、胃俞穴，以酸胀为宜；患者仰卧位，按揉法施治于中脘、天枢、丰隆、足三里穴，以有酸胀为度。

第四节　临床心得

一、治疗原则

辨证施治是中医理论的核心。中医理论认为，膝骨关节炎患者多见本虚标实之证，膝痹的临床治疗应抓住其"本虚标实"的特点来辨证施治，以补益肝肾、祛风散寒、活血化瘀、温经通络为法。推拿治疗本病主要选取病变部位周围的穴位，配合循经远端取穴，根据"补其不足，泻其有余"的治则，使气至病所，以达到活血化瘀、舒筋通络、行气止痛的作用，从而使功能得到恢复。

二、阿是穴的定义和施治

《备急千金要方·灸例》云："有阿是之法，言人有病痛，即令捏（掐）其上，若里（果）当其处，不问孔穴，即得便快成（或）痛处，即云阿是。"顾名思义，阿是穴是患者的触痛点，在临床检查时，注重身体按压时存在的敏感点。不仅包括了膝关节局部的压痛点，也包含了经络上的病理敏感点、压痛点。

阿是穴被认为是外邪尤其是风寒湿邪侵袭入里之处，是十二经脉中的气滞血瘀堆积之处、气血津液无力运化之处、久病体虚之处。经筋损伤加之外邪的作用，堆积在肌肉、韧带、筋膜所处，"不通则痛"，便形成阿是穴。阿是穴最明显的表征为压痛，且由于压痛的特性，可以在采用点法、按法、一指禅推法时，逐步寻找特殊感应的敏感点，进行相应的施治。阿是穴治疗方法是在被治疗的肌肉处，寻找压痛敏感点按压，直到完全松弛，才结束治疗。由于肌肉、筋膜等组织对推拿手法发生反应变软伸长，从而缓解膝关节功能障碍，促进恢复。

三、理筋手法的重要性

长期以来，以药物为主的膝骨关节炎治疗都集中在抑制膝关节退变、软骨凋亡及骨质增生等方面，但对膝关节周围肌肉、韧带、肌腱等"筋"的重要性重视不够。膝关节作为人体较大的运动关节之一，其生理功能的维持和运作，依赖于膝关节周围肌肉、韧带、肌腱的功能。当受寒、慢性劳损、长期负重、急性扭伤时，可导致膝关节肌腱、韧带等内部"筋"受损，出现疼痛、挛缩等病理状态，从而导致膝关节应力不对称，关节间隙出现狭窄。理筋手法可以整理膝关节，减轻韧带挛缩，平衡应力，促进受损肌腱的血供。需要注意的是，理筋手法与单一的一指禅、滚法等推拿操作相比，整复手法前需先行查看膝骨关节炎患者 X 线、磁共振等影像学检查，确定施力点后，针对患者个人情况进行施治，从而有的放矢。

四、关注关节内条索状囊肿

临床上，膝骨关节炎患者往往在膝后区的关节内出现囊肿，稍用力触摸即可发现。导致关节内囊肿出现的原因有很多，如劳损、组织变性、下肢生物力线的改变、关节腔内的游离体等，关于囊肿的分类也有十几种，其中腓肠肌下囊肿和 Baker 囊肿，能刺激膝关节间隙变得更为狭窄，加速骨质增生。如果对关节内囊肿视而不见，则可致膝骨关节炎经久不愈，或者治疗后极易复发。

五、重视重度关节肿胀及炎症反应剧烈者

关节重度肿胀的膝骨关节炎患者，往往处于炎症反应的急性期，此时膝关节内的炎症反应剧烈，促炎性细胞因子含量较高，甚至伴有滑膜炎，患者体表疼痛较甚，膝关节皮肤处触之即高声喊痛。这种情况下，建议不要对患者施行局部近端取穴（如内膝眼、外膝眼、阴陵泉、阳陵泉、血海等穴），以免适得其反，加重膝关节疼痛；可先采用远端穴位，或相对远端如大腿近端和小腿远端的一些穴位先行施治，以期先行补益肝肾脾胃，调理经络不通；同时禁用整复和滑利关节类手法，待患者疼痛减退之后进行相应的近端穴位施治，或进行关节整复类手法的操作。

六、膝骨关节炎与"骨痹"和"筋痿"

《杂病源流犀烛》："筋也者……为一身之关纽，利全体之运动者也……人身之筋，到处皆有，纵横无算"，"筋"纵横联系人体上下，沟通和组成了人体的运动系统，主司运动。古人认为人体气血运行通畅、阴阳调和、则筋各守其位、各司其职。"肝主筋""肾主骨"理论是中医藏象学说的重要内容，膝为筋之府，关节软骨、关节囊、滑膜同属于中医"筋"的范畴。筋附着于骨，与骨配合，形成人体的运动；同时，筋又覆盖着骨，起到约束骨骼过度滑动，避免骨骼受伤的作用。因此，膝骨关节炎是骨痹与筋病的结合。传统对膝骨关节炎的认识是对膝痹证的论治，但对膝骨关节炎属于筋病以及对筋病的论治尚且不足。由于肝主筋，肝阴虚可以导致肝肾亏虚，是膝骨关节炎的病机之一；肝气郁结，升降失常，也可以导致全身气机失调，郁结于关节之处，加

剧膝关节疼痛的感觉；肝气郁结亦可加剧跌扑损伤后的局部气机阻滞，使患者膝关节出现气滞血瘀相关症状。医师应注意观察患者是否存在肝气郁结等症状，嘱患者注意情志调节，必要时可以按揉太冲、行间等穴，以疏解郁结的肝气。筋病以气血为先，失气血者往往其筋脉失养，从而筋骨废弛，致关节失用，全身萎靡、蜷缩。施治膝骨关节炎在对气血虚衰患者补益气血的同时，施治足三里、中脘、血海等益气补血的穴位，可以为患者全身补足气血，从而加强筋的功能，治疗筋痿证。

七、晨僵

膝骨关节炎患者出现晨僵现象较为多见，对患者造成了极大的困扰。由于患者夜间休息时，血液流动减慢，局部组织代谢产物增加，关节液黏稠度变高，导致晨起后，膝关节呈现关节僵硬，肌肉酸痛的症状。主要表现为起床后膝关节僵硬，无法正常行走，严重者疼痛僵硬无法起床。

在晨僵出现后，应当进行适量的运动，如适度的做膝关节操，屈曲、伸直各 10 次，外展、内收各 5 次，消除局部组织的代谢产物，以活动和疏松关节，减缓或解除晨僵现象。需要注意的是，晨僵患者需要减少在傍晚时的运动量，由于人体经过一天的劳累，各关节面的软骨磨损较大，关节腔内的压力随之变大，因此不建议傍晚进行运动，特别是激烈的对抗性运动对膝关节软骨的损伤较大，也容易诱发第二天的晨僵。

晨僵出现时，除做膝关节操之外，可以嘱患者进行自我推拿，以拿法施治于大腿肌肉丰厚处，从而增强股四头肌等主要肌肉的血供，恢复正常的血液代谢，增加屈伸能力；同时，以按揉法等施治于膝关节周围穴位，重点施治犊鼻、内膝眼、血海、足三里等穴，以活血益气、滑利关节，促进关节的活络，缓解晨僵现象。

第五节　临床医案

一、住院医案

◆ 医案一 ◆

钱某，女，64岁，因"右膝关节疼痛伴活动受限6年余加重半年"，于2017年12月收入我院中医科病房诊治。

患者6年前无明显诱因出现右膝关节疼痛伴活动受限，期间做过康复治疗、西药内服、中药内服等各种治疗后缓解。半年前，患者因外出旅游导致症状加重，服用硫酸氨基葡萄糖、消脱止等药物治疗，并于他院做关节腔注射5次，自觉症状未见明显改善，遂来我科就诊。患者否认游走性关节痛。刻下症：右侧膝关节疼痛，伴麻木、发冷，偶见抽搐；行走缓慢，距离明显缩短，行走不利，偶有膝关节交锁现象；明显畏寒，喜食热饮，胃纳可，大便难解，小便可，夜寐欠安。

（一）专科检查

右膝关节存在内翻畸形，右侧下肢股四头肌萎缩，右侧膝关节肿胀，肤温冷，皮色苍白，无皮疹及瘀斑；右侧膝关节间隙压痛（+）、髌腱压痛（-）；膝关节伸直0°、屈曲 110°、活动时有绞索感、有弹响声；浮髌试验（＋）、挺髌试验（－）、髌骨摩擦试验（＋）、抽屉试验前（＋）后（－）、过伸试验（－）、侧方挤压试验内（－）外（－）、回旋试验内（－）外（＋）、研磨试验（＋）、交锁征（－）。右侧下肢肌张力减退，肌力 4 级；双下肢皮肤针刺感觉正常。

（二）辅助检查

MRI 检查：右膝关节诸骨位置关系正常，股骨、胫骨、髌骨边缘变尖，膝关节及髌股关节间隙狭窄，关节面毛糙，关节面下见小斑片状骨质吸收灶，右膝内外侧半月板前后角内信号欠均匀，外侧半月板前角厚度增加，前交叉韧带略肿胀，后交叉韧带及双侧副韧带信号正常。结论：右膝重度退行性变，骨质增生，关节面下散在骨质吸收伴骨质水肿，半月板变性，外侧半月板前角撕裂，外侧半月板前角增厚，提示盘状半月板，前交叉韧带略肿胀，关节腔及髌上囊少量积液，髌前软组织略肿胀。

（三）中医四诊

望诊：神志清楚，面色苍白，形体佝偻，畏寒。

闻诊：言语清晰，小便清长，大便无异常，排出物无特殊气味。

问诊：诉右侧膝关节疼痛，伴麻木、发冷，在家自行用毛巾热敷后缓解，受空调等冷刺激时加重。

切诊：膝关节皮温低，足背动脉可触及，腹部无压痛、无肿块。

（四）诊断

西医诊断：膝骨关节炎。

中医诊断：膝痹病。

（五）辨证分型

阳虚寒凝证。

（六）西医诊断依据与类症鉴别

患者老年女性，慢性病程，膝关节间隙压痛（＋）、活动时有弹响声；浮髌试验（＋）、髌骨摩擦试验（＋）、抽屉试验前（＋）、回旋挤压试验外（＋）、研磨试验（＋），辅助检查显示右侧膝关节严重退变，结合症状、病史及辅助检查，得出膝骨关节炎诊断。

可与骨关节结核相鉴别：骨关节结核早期会出现低热、盗汗等阴虚内热症状，患者可见脓肿，X线显示骨关节破坏，软骨下骨质疏松等表现，同时实验室检查可见结核菌素皮试阳性，结核抗体阳性。

（七）中医辨病辨证与类证鉴别

本病属"膝痹病"范畴。膝痹病病因复杂多样，有风邪、寒邪、湿邪、湿热、痰浊、体虚、肾虚、闪挫、跌扑、劳伤等。患者素体阳虚，外加寒邪侵袭，见右侧膝关节疼痛，伴麻木，发冷，偶见抽搐，在家自行用毛巾热敷后缓解，受空调等冷刺激时加重；行走缓慢，距离明显缩短，行走不利，偶有膝关节交锁现象；明显畏寒，喜食热饮，胃纳可，大便难解，小便可，夜寐欠安，因此诊断为阳虚寒凝证，舌脉均属佐证。

本病应与"伤筋病"相鉴别。后者病程较短，急性发作，多有外伤史，伤后即见活动不利，舌多暗苔，脉弦。根据病史及临床表现鉴别。

（八）诊疗计划

入院后完善各项相关检查，治疗上先后予甘露醇消炎脱水，西乐葆消炎止痛，硫酸氨基葡萄糖营养软骨，扶他林外用消炎镇痛，推拿结合熨疗、热敷施治，每日1次。

（九）推拿诊疗方案

首先施以基本治法滑利关节，舒筋通络。以揉法和拿法施治于下肢肌肉，重点施治股四头肌，按揉内膝眼、犊鼻（外膝眼）、阴陵泉、阳陵泉、血海、梁丘、伏兔、风市等穴，力度以患者感觉酸胀为宜；以按揉、推、捏、拨法施治膝关节、髌骨、韧带等结构，松解粘连；以拔伸、抖、摇、屈伸、内收、外展、屈膝压踝等关节运动类手法滑利膝关节。

在基本治法基础上，患者仰卧位，一指禅推法施治脾俞、胃俞、风门穴各1分钟，一指禅推摩法施治阴陵泉1分钟，按揉命门穴1分钟，捏脊2分钟；患者坐位，拿风池穴1分钟，按揉法施治风府穴1分钟，拿肩井1分钟。

（十）病情转归及愈后

治疗5天后查房，患者在接受治疗后，畏寒怕冷症状明显缓解，膝关节疼痛有所减轻，膝关节压痛较之前减轻，患者行走功能增加，浮髌试验（±）。

治疗 10 天后查房，患者诉疼痛减轻明显，膝关节间隙压痛（±），膝关节行走距离增加，行走时弹响声消失。

治疗 15 天后查房，患者疼痛消失，膝关节处肤冷改善，皮色红，抽屉试验前（±），双下肢肌力增加至 5 级，膝关节屈曲功能增加，可达 120°，经上级医师同意出院。

◆ 医案二 ◆

张某，女，70 岁，因"右膝关节反复疼痛伴活动受限 5 年余，近日加剧"，于 2018 年 7 月收入我院中医科病房。

患者 5 年前开始无明显诱因出现双膝关节疼痛不适，后进入上海某医院就诊，确诊为膝骨关节炎，期间进行针灸、熏蒸、熨疗等保守治疗后缓解。3 年前，因搬家至高层公寓，需要频繁爬楼梯，因此膝骨关节炎再次发作，进行玻璃酸钠关节腔注射等相应治疗后，病情间断复发与缓解。半月前，患者膝骨关节炎再次发作。刻下症：膝关节隐痛，站立过久和运动过久时疼痛更为明显，腰膝酸软无力，直立不能，偶有耳鸣、盗汗。晨起时膝关节僵硬，不能屈曲和行走，需活动数分钟才能缓解膝关节僵硬感，伴有右侧下肢后侧挛缩感，膝关节明显肿胀，为求进一步治疗，现收入中医科病房系统诊治。

（一）专科检查

右膝关节内翻畸形，右侧下肢股四头肌萎缩，右侧膝关节略肿胀，肤温略高，皮色略红，无皮疹及瘀斑；膝关节间隙压痛（±）、髌腱压痛（－）；膝关节伸直 0°、屈曲 135°、活动时偶见绞索感、弹响声；浮髌试验（－）、挺髌试验（－）、髌骨摩擦试验（＋）、抽屉试验前（－）后（－）、过伸试验（－）、侧方挤压试验内（－）外（＋）、回旋试验（－）、研磨试验（－）、交锁征（－）。

（二）辅助检查

MRI 检查：右膝周围诸骨骨皮质连续，膝关节、髌股关节面下多发斑片状骨质吸收信号，胫骨、髌骨边缘明显增生变尖，髌股关节间隙变窄。右膝内外侧半月板内信号欠均匀，可见小片状稍高信号影。外侧半月板前后角、内侧半月板后角内病变达关节面。外侧侧副韧带形态肿胀，前后交叉韧带及内侧侧副韧带信号如常。滑膜增厚，右膝关节周围软组织肿胀。结论：右侧膝关节退行性骨关节病，关节面下多发骨质吸收，外侧半月板前后角、内侧半月板后角撕裂，内侧半月板后角变性，外侧侧副韧带肿胀，关节腔、髌上囊内少－中等量积液，周围软组织肿胀。

（三）中医四诊

望诊：神志清楚，腰部佝偻，不能直立，舌红、少苔。
闻诊：言语清晰，小便无特殊气味，大便成形，无特殊气味。
问诊：膝关节隐痛，站立过久和运动过久时疼痛更为明显，腰膝酸软无力，偶有耳鸣、盗汗；晨起时，膝关节晨僵明显，需活动数分钟才能缓解膝关节僵硬感。
切诊：肤热，足背动脉可以触及，腹部无腹痛、包块，脉沉。

（四）诊断

西医诊断：膝骨关节炎。

中医诊断：膝痹病。

（五）辨证分型

肝肾亏虚证。

（六）西医诊断依据与类症鉴别

患者老年女性，慢性病程。诉膝关节疼痛，膝关节间隙压痛（±），辅助检查显示右侧膝关节膝骨关节炎，结合病史、症状及辅助检查可以判断。

可与骨关节结核相鉴别：骨关节结核早期会出现低热、盗汗等阴虚内热症状，患者可见脓肿，X线显示骨关节破坏，软骨下骨质疏松等表现，同时实验室检查可见结核菌素皮试阳性，结核抗体阳性。

（七）中医辨病辨证与类证鉴别

本病属"膝痹病"范畴。膝痹病病因复杂多样，有风邪、寒邪、湿邪、湿热、痰浊、体虚、肾虚、闪挫、跌扑、劳伤等。患者膝关节隐痛，站立过久和运动过久时疼痛更为明显，腰膝酸软无力，直立不能，偶有耳鸣、盗汗。晨起时膝关节僵硬，不能屈曲和行走，需活动数分钟才能缓解膝关节僵硬感，伴有右侧下肢后侧挛缩感，膝关节明显肿胀，为求进一步治疗，现收入中医科病房系统诊治。舌脉：舌红、少苔，脉沉，辨为肝肾亏虚证，舌脉均属佐证。

本病应与"伤筋病"相鉴别。后者病程较短，急性发作，多有外伤史，伤后即见活动不利，其舌多暗苔，脉弦。根据病史及临床表现鉴别。

（八）诊疗计划

入院后完善各项相关检查，治疗上先后予硫酸氨基葡萄糖营养软骨，推拿治疗结合中药独活寄生汤内服补益肝肾。

（九）推拿诊疗方案

首先施以基本治法滑利关节，舒筋通络。以滚法和拿法施治于下肢肌肉，重点施治股四头肌，按揉内膝眼、犊鼻（外膝眼）、阴陵泉、阳陵泉、血海、梁丘、伏兔、风市等穴，力度以患者感觉酸胀为宜；以按揉、推、捏、拨法施治膝关节、髌骨、韧带等结构，松解粘连；以拔伸、抖、摇、屈伸、内收、外展、屈膝压踝等关节运动类手法滑利膝关节。

在基本手法基础上，患者俯卧位，一指禅推法施治肝俞、肾俞穴各 1 分钟，横擦八髎穴，以透热为宜；患者仰卧位，按揉三阴交、太溪、涌泉等穴各 1 分钟，以酸胀为宜。

（十）病情转归及愈后

治疗 5 天后查房，患者在接受中西医药物和推拿治疗后，腰部酸软症状减退，膝关节行走功能增加。

治疗 10 天后查房，患者诉隐痛发作频率减少，膝关节行走距离增加。

治疗 15 天后查房，患者疼痛消失，行走恢复正常。

◆ 医案三 ◆

陈某，女，68 岁，因"扭伤后双膝关节疼痛 1 年余"于 2018 年 4 月收入我院中医科病房。

患者 2016 年 1 月走路时不慎打滑扭伤右膝关节，2016 年 4 月至上海某医院右膝正侧位片示：右膝关节退行性变。至同年 10 月患者再次不慎扭伤左膝，自觉膝关节疼痛，行走、受冷及刮风阴雨天疼痛加重，现患者为求进一步系统诊疗，遂于我科就诊。此次入院以来，患者否认恶寒发热，否认游走性关节痛，否认关节内灼烧感。刻下症：双膝关节疼痛，双侧下肢酸痛，重着无力，抬起无力，久行后加重，阴雨天加重，冬季加重，热敷后缓解，纳差，腹部胀满，尤以食后为甚，恶心，嗳气，偶有便秘或腹泻，大便稀溏，夜尿频，夜寐欠安。舌质淡，苔白腻，脉濡。

（一）专科检查

双膝关节无明显内外翻畸形，双下肢股四头肌无明显萎缩，双侧膝关节肿胀，肤温正常，皮色正常，无皮疹及瘀斑；膝关节间隙压痛（＋）、髌腱压痛（－）；膝关节伸直 0°、屈曲 135°、活动时无绞索感、有弹响声；浮髌试验（－）、挺髌试验（－）、髌骨摩擦试验（＋）、抽屉试验前（－）后（－）、过伸试验（－）、侧方挤压试验内（－）外（－）、回旋挤压试验内（－）外（＋）、研磨试验（＋）、交锁征（－）。

（二）辅助检查

患者 1 年前，于上海市某医院查左膝关节 MRI 检查示：①左侧胫骨外侧平台骨挫伤；②左膝关节退行性骨关节病；③左膝关节内、外侧半月板前后角变性、损伤（Ⅱ～Ⅲ级信号改变）；④左膝股四头肌肌腱及髌韧带损伤考虑；⑤左膝关节腔及髌上囊少量积液；⑥左膝髌前软组织及髌下脂肪垫水肿。右膝正侧位 X 线片示：右膝关节退行性变。

（三）中医四诊

望诊：神志清楚，面色白，腹部胀满，舌质淡，苔白腻。

闻诊：言语清晰，小便频，大便稀溏，排出物酸臭。

问诊：双膝关节疼痛，伴双侧下肢酸痛，重着无力，抬起无力，久行后、阴雨天、冬季疼痛均加重，热敷后缓解，纳差，自觉腹胀，食后为甚，恶心，嗳气，偶有便秘或腹泻。

切诊：脉濡，肤温可，腹部无压痛、无肿块。

（四）诊断

西医诊断：双侧膝骨关节炎。

中医诊断：膝痹病。

（五）辨证分型

风寒湿痹证。

（六）西医诊断依据与类症鉴别

患者老年女性，慢性病程。双膝关节疼痛，久行后加重，患侧膝关节形态稍肿胀，膝关节间隙压痛（＋）、活动时有弹响声；髌骨摩擦试验（＋）、回旋挤压试验（＋）、挤压研磨试验（＋）。辅助检查，左膝关节 MRI 检查示：①左侧胫骨外侧平台骨挫伤；②左膝关节退行性骨关节病；③左膝关节内、外侧半月板前后角变性、损伤；④左膝股四头肌肌腱及髌韧带损伤；⑤左膝关节腔及髌上囊少量积液；⑥左膝髌前软组织及髌下脂肪垫水肿。右膝 X 线正侧位片示：右膝关节退行性变。结合病史、症状及辅助检查可以判断。

与骨关节结核相鉴别：骨关节结核早期会出现低热、盗汗等阴虚内热症状，患者可见脓肿，X线显示骨关节破坏，软骨下骨质疏松等表现，同时实验室检查可见结核菌素皮试阳性，结核抗体阳性。

（七）中医辨病辨证与类证鉴别

本病属"膝痹病"范畴。膝痹病病因复杂多样，有风邪、寒邪、湿邪、湿热、痰浊、体虚、肾虚、闪挫、跌扑、劳伤等。风寒湿邪是引起膝痹病的一个重要原因。本病患者症见双侧下肢酸痛，重着无力，抬起无力，久行后、阴雨天、冬季疼痛均加重，热敷后缓解，胃纳可，大便可，夜尿频，夜寐欠安。中医舌脉：舌质淡，苔白腻，脉濡。证属风寒湿痹证，舌脉均属佐证。

本病应与"伤筋病"相鉴别。后者病程较短，急性发作，多有外伤史，伤后即见活动不利，其舌多暗苔，脉弦。根据病史及临床表现鉴别。

（八）诊疗计划

入院后完善各项相关检查，治疗上先后予甘露醇消炎脱水，西乐葆消炎止痛，硫酸氨基葡萄糖营养软骨，扶他林外用消炎镇痛，推拿治疗，结合熨疗治疗膝骨关节。

（九）推拿诊疗方案

首先施以基本治法滑利关节，舒筋通络。以滚法和拿法施治于下肢肌肉，重点施治股四头肌，按揉内膝眼、犊鼻（外膝眼）、阴陵泉、阳陵泉、血海、梁丘、伏兔、风市等穴，力度以患者感觉酸胀为宜；以按揉、推、捏、拨法施治膝关节、髌骨、韧带等结构，松解粘连；以拔伸、抖、摇、屈伸、内收、外展、屈膝压踝等关节运动类手法滑利膝关节。

在基本治法基础上，患者仰卧位，一指禅推法施治脾俞、胃俞、风门穴各1分钟，一指禅推摩法施治阴陵泉穴1分钟，按揉命门穴1分钟；患者坐位，拿风池穴1分钟，按揉法施治风府穴1分钟，拿肩井1分钟。

（十）病情转归及愈后

治疗5天后查房，患者在接受西药、推拿及中药熨疗治疗后，畏寒怕冷症状消失明显，膝关节疼痛有所减轻，膝关节压痛（±），患者表示行走功能增加。

治疗10天后查房，患者诉疼痛明显减轻，膝关节行走距离增加，行走时弹响声消失。

治疗15天后查房，患者疼痛消失，行走恢复正常。

◆ 医案四 ◆

徐某，女，73岁，因"右膝疼痛加重2个月"，于2018年5月收入我院中医病房系统治疗。

患者去年因劳累后出现双膝疼痛，时轻时重，于我院门诊行中药汤剂内服、中药热敷、针灸等理疗后，疼痛缓解、活动能力有所改善。2个月前，因活动时不慎扭伤膝关节，导致右膝疼痛加重，活动不利，周围软组织稍肿胀，我院门诊予美洛西康口服、针灸等治疗后，效果不明显。现患者为系统全面保守治疗，经门诊以膝骨关节炎收治入院。刻下症：患者右膝刺痛，痛点固定。患者诉行走不便，口渴但不想喝水，胸胁感觉胀满，夜寐欠安。

（一）专科检查

右侧膝关节轻度肿胀，有局部皮疹，膝关节周围肌肉组织紧张；右膝内侧关节间隙压痛明显，右膝股骨内侧髁、胫骨内侧髁压痛（＋）；关节活动度：伸直0°、屈曲120°、过伸0°，关节活动时有摩擦感及弹响声；浮髌试验（＋）、挺髌试验（＋）、髌骨摩擦试验（＋）、抽屉试验前（＋）后（－）、侧方挤压试验内侧（＋）外侧（－）、回旋挤压试验（＋）、研磨试验（＋）、交锁征（－）。

（二）辅助检查

右膝MRI检查示：右膝退变，骨质增生；髌股关节面下少许骨质吸收小灶；半月板变性，内侧半月板后角撕裂可能；前交叉韧带及内侧侧副韧带略肿胀，股四头肌腱远端轻度变性可能；关节腔及髌上囊内少－中等量积液；周围软组织轻微肿胀。

（三）中医四诊

望诊：神志清楚，面色红润，形体端正，行走略慢。

闻诊：言语清晰，语声洪亮，呼吸无常，小便无特殊气味，大便无酸臭，排出物气味无异常。

问诊：诉右膝刺痛，痛点固定。行走不便，口渴但不想喝水，胸胁感觉胀满，夜寐欠安。

切诊：脉弦细，皮肤温度尚可，足背动脉可触及，腹部凉热适中，腹部无压痛、无肿块。

（四）诊断

西医诊断：膝骨关节炎。

中医诊断：膝痹病。

（五）辨证分型

气滞血瘀证

（六）西医诊断依据与类症鉴别

患者右膝疼痛，行走不便。右侧膝关节轻度肿胀，膝关节周围肌肉组织紧张；右膝内侧关节间隙压痛明显，右膝股骨内侧髁、胫骨内侧髁压痛（＋）；关节活动度减小：伸直0°、屈曲110°，关节活动时有摩擦感；浮髌试验（＋）、挺髌试验（＋），侧方挤压试验内侧（＋）、回旋挤压试验（＋）、研磨试验（＋）。辅助检查示：右膝退变，骨质增生；髌股关节面下少许骨质吸收小灶；半月板变性，内侧半月板后角撕裂可能；前交叉韧带及内侧侧副韧带略肿胀，股四头肌腱远端轻度变性可能；关节腔及髌上囊内少－中等量积液；周围软组织稍肿胀。结合患者症状、病史、辅助检查可以诊断为膝骨关节炎。

可与髌骨半脱位相鉴别：后者最多见于十几岁的女孩和年轻妇女，表现为发作性的膝关节无力，髌骨恐惧试验阳性，关节轻度积液，如中－重度积液说明有关节内血肿，提示髌骨脱位伴软骨骨折和出血。

（七）中医辨病辨证与类证鉴别

本病属"膝痹病"范畴。膝痹病病因复杂多样，有风邪、寒邪、湿邪、湿热、痰浊、体虚、肾虚、闪挫、跌扑、劳伤等。闪挫跌扑导致血脉凝涩，经络壅滞，令人卒痛不能转侧，故而经络阻塞，气血凝结是其主要病机。本病患者症见右膝刺痛，痛点固定，口渴但不想喝水，胸胁感觉胀满，夜寐欠安。四诊合参，病症结合，病属膝痹病范畴，证属气滞血瘀证。舌脉均属佐证。

本病应与"伤筋病"相鉴别。后者病程较短，多有外伤史，伤后即见活动不利，其舌多暗苔腻，脉弦。一般根据病史及临床表现易于鉴别。

（八）诊疗计划

入院后完善各项相关检查，治疗上先后予甘露醇利水消肿，钙尔奇 D、阿法迪三、益盖宁抗骨质疏松，硫酸氨基葡萄糖营养软骨，扶他林外用消炎止痛，再行推拿治疗。

（九）推拿诊疗方案

首先施以基本治法滑利关节，舒筋通络。以㨰法和拿法施治于下肢肌肉，重点施治股四头肌，按揉内膝眼、犊鼻（外膝眼）、阴陵泉、阳陵泉、血海、梁丘、伏兔、风市等穴，力度以患者感觉酸胀为宜；以按揉、推、捏、拨法施治膝关节、髌骨、韧带等结构，松解粘连；以拔伸、抖、摇、屈伸、内收、外展、屈膝压踝等关节运动类手法滑利膝关节。

在基本治法基础上，患者仰卧位，一指禅推摩法施治血海穴、按揉法施治足三里穴各 1 分钟，用点法在太冲穴处施治 1 分钟；患者俯卧位，一指禅推法施治肝俞穴；患者坐位，用按揉法在膈俞、章门、期门等穴施治 1 分钟，以酸胀为度。最后搓胁肋部，以患者感觉体热为度。

在治疗的同时，嘱患者保持良好的情绪，避免大怒、惊恐、忧思等不良情绪，坚持膝关节锻炼，导引功法锻炼等。

（十）病情转归及愈后

治疗5天后查房，患者在接受推拿治疗后，活血化瘀、滑利关节功效明显，膝关节皮疹等逐渐消散，膝关节压痛（±），患者表示行走距离增加。

治疗10天后查房，患者诉疼痛减轻明显，膝关节间隙压痛消失。

治疗15天后查房，患者疼痛消失，膝关节活动屈曲度增加到135°，病情较前明显好转，经上级医师同意准予出院。

◆ 医案五 ◆

孙某，女，73岁，因"双膝关节反复疼痛伴活动受限，加重半年"，于2018年3月收入我院中医科病房。

患者1年前开始出现双膝关节疼痛不适，曾于上海某医院行针灸治疗，病情时有反复。2017年10月患者因徒步上7层楼梯后致膝痛加重。同年11月1日，某医院膝关节正侧位片示：双侧膝关节退行性改变。半年来症情迁延不愈，现为求系统诊治，收入我科。此次入院后患者否认恶寒，否认游走性关节痛，双侧膝关节呈现对称性关节肿。刻下症：双膝关节疼痛伴活动受限，行走时疼痛加剧，休息不得缓解，呈轻度跛行、拖行步态。夜尿频，大便可。

（一）专科检查

双膝关节无内外翻畸形，双下肢股四头肌无萎缩，双侧膝关节肿胀，肤温高，皮色红，无皮疹及瘀斑；膝关节间隙压痛（＋）、髌腱压痛（＋）；膝关节伸直0°、屈曲135°，活动时无绞索感，无弹响声；浮髌试验（－）、挺髌试验（－）、髌骨摩擦试验（－）、抽屉试验前后（－）、过伸试验（－）、侧方挤压试验内（－）外（－）、回旋挤压试验内（－）外（＋）、研磨试验（＋）、交锁征（－）。双下肢肌张力均正常，肌力5级；双下肢皮肤针刺感觉正常。

（二）辅助检查

2017年11月1日，膝关节X线正侧位片示：双侧膝关节退行性骨关节炎改变，程度类似。2017年11月23日，颈椎双斜位片示：颈3～4、颈5～6右侧椎间孔狭窄。2017年11月23日，颈椎正侧位片示：颈椎退行性变。2017年12月7日，腰椎正侧位片示：腰椎退行性变，腰4椎体1度滑脱。

（三）中医四诊

望诊：神志清楚，面色红，小便黄赤。

闻诊：言语清晰，呼吸无异常，大便酸臭。

问诊：双膝关节疼痛，行走时疼痛加剧，休息后不得缓解。

切诊：肤温高，足背动脉可及，腹部无压痛、无肿块。

（四）诊断

西医诊断：膝骨关节炎。

中医诊断：膝痹病。

（五）辨证分型

风湿热痹证。

（六）西医诊断依据与类症鉴别

患者双膝关节疼痛，伴活动受限，行走时疼痛加剧，休息不得缓解，呈轻度跛行、拖行步态。膝关节红、肿、热、痛，膝关节间隙压痛（＋）、髌腱压痛（＋）。辅助检查结果，2017年11月1日，某医院膝关节X线正侧位片示：双侧膝关节退行性骨关节炎改变。可以得出患者为膝骨关节炎。

可与膝关节急性创伤性滑膜炎相鉴别：膝关节外伤后迅速肿胀，并逐渐加重，膝关节周围的肌肉呈保护性痉挛，伸屈受限，局部皮肤温度增高，全身可有低热，关节腔内积液，滑膜充血水肿，关节腔穿刺可抽出血性积液，浮髌试验（＋）。

（七）中医辨病辨证与类证鉴别

本病属"膝痹病"范畴。膝痹病病因复杂多样，有风邪、寒邪、湿邪、湿热、痰浊、体虚、肾虚、闪挫、跌扑、劳伤等。患者双膝关节疼痛伴活动受限，行走时疼痛加剧，休息不得缓解，呈轻度跛行、拖行步态。夜尿频，大便可。中医舌脉：舌红，苔黄，脉滑数。四诊合参，病症结合，病属膝痹病范畴，证属风湿热痹证。患者舌脉均属佐证。

本病应与"伤筋病"相鉴别。后者病程较短，急性发作，多有外伤史，伤后即见活动不利，其舌多暗苔腻，脉弦。根据病史及临床表现鉴别本症非"伤筋病"范畴。

（八）诊疗计划

入院后完善各项相关检查，治疗上先后予甘露醇、七叶皂苷钠消炎脱水，松梅乐营养骨代谢，弥可保营养神经，硫酸氨基葡萄糖营养软骨，扶他林外用消炎镇痛，采用药物降血压、消血脂，同时采用推拿疗法松筋理复，滑利膝关节，祛除风湿。

（九）推拿诊疗方案

首先施以基本治法滑利关节，舒筋通络。以㨰法和拿法施治于下肢肌肉，重点施治股四头肌，按揉内膝眼、犊鼻（外膝眼）、阴陵泉、阳陵泉、血海、梁丘、伏兔、风市等穴，力度以患者感觉酸胀为宜；以按揉、推、捏、拨法施治膝关节、髌骨、韧带等结构，松解粘连；以拔伸、抖、摇、屈伸、内收、外展、屈膝压踝等关节运动类手法滑利膝关节。

在基本治法基础上，患者坐位，按揉大椎、曲池穴各1分钟，拿肩井穴1分钟，拿风池穴1分钟；患者仰卧位，患者一指禅推法施治脾俞、胃俞穴各1分钟。

嘱患者进行膝关节局部导引和锻炼。

（十）病情转归及愈后

治疗5天后查房，患者膝关节在药物急性脱水及推拿治疗后，疼痛现象缓解，膝关节压痛（±）。

治疗 10 天后查房，患者膝关节压痛消失，行走距离增加。

治疗 15 天后查房，患者膝关节活动度增加，轻度跛行、拖行步态消失，经上级医师同意准予出院。

二、门诊医案

◆ 医案一 ◆

王某，男，61 岁，因"双膝关节疼痛伴活动受限半年余，近日受冷后加剧"，于 2018 年 6 月来我院推拿科门诊就诊。

患者半年前出现双膝关节疼痛不适，伴麻木感，上下楼梯时加重，诉此次疼痛为受冷后引起，受风寒时疼痛加重，用热毛巾敷或者热水洗澡后缓解。患者否认有其他对称性关节肿，偶见游走性关节痛。刻下症：双膝关节疼痛伴活动受限，左肩关节疼痛，腰酸伴左下肢牵掣感。

（一）专科检查

双膝关节无明显内外翻畸形，双下肢股四头肌无明显萎缩，双侧膝关节略有肿胀，肤温冷，皮色白，无皮疹及瘀斑；膝关节间隙压痛（＋）、髌腱压痛（＋）；膝关节伸直 0°、屈曲 135°，活动时无绞索感，偶有弹响声；浮髌试验（－）、挺髌试验（－）、髌骨摩擦试验（＋）、抽屉试验前（－）后（－）、过伸试验（－）、侧方挤压试验内（－）外（－）、回旋挤压试验内（－）外（＋）、研磨试验（－）、交锁征（－）。双下肢肌张力均正常，肌力 5 级；双下肢皮肤针刺感觉正常。

左肩外展及内旋受限，肩锁关节压痛（＋）、喙突压痛（＋）、冈上肌压痛（＋），落臂试验（＋）、双上肢肌力 5 级，腰1～骶1椎体叩击痛（－），直腿抬高试验双侧>70°，"4"字试验双侧（－），屈膝屈髋试验（－），双膝反射（++），双踝反射（++）。

（二）辅助检查

腰椎MRI平扫示：①腰椎重度退变，骨质增生，髓核变性，胸11～腰5椎间盘突出/脱出，胸11～腰1、腰2～4平面椎管及部分侧隐窝狭窄、相应神经根受压，腰2～3平面马尾神经受压；腰骶部软组织肿胀。②腰1～3平面马尾神经内脂肪沉积。③骶管小囊肿。腰部皮下脂肪间隙肿胀。

膝关节双侧MRI平扫示：双膝退变，骨质增生，膝关节周围诸骨位置正常，股骨、胫骨、髌骨边缘增生变尖，膝关节及髌股关节间隙略狭窄，关节面毛糙，关节面下见小斑片状骨质吸收灶，内外侧半月板、交叉韧带、双侧副韧带信号如常，周围软组织未见明显异常信号。

（三）中医四诊

望诊：神志清楚，面色白，四肢拘挛，舌质淡，苔白腻，脉紧。

闻诊：言语清晰，呼吸无异常，小便无特殊气味，大便无酸臭，排出物气味无异常。

问诊：双膝关节疼痛，受风寒时疼痛加重，用热毛巾敷或者热水洗澡后缓解。

切诊：脉弦滑，皮肤温暖湿润，足背动脉可触及，腹部温度适中，腹部无压痛、无肿块。

（四）诊断

西医诊断：膝骨关节炎。

中医诊断：膝痹病。

（五）辨证分型

风寒湿痹证。

（六）中医辨病辨证

膝痹病病因复杂多样，有风邪、寒邪、湿邪、湿热、痰浊、体虚、肾虚、闪挫、跌扑、劳伤等。左肩关节疼痛，腰酸伴左下肢牵掣感。舌质淡，苔白腻，脉紧，受风寒时疼痛加重，得热缓解，判断为风寒湿痹证。

（七）推拿诊疗方案

首先施以基本治法滑利关节，舒筋通络。以㨰法和拿法施治于下肢肌肉，重点施治股四头肌，按揉内膝眼、犊鼻（外膝眼）、阴陵泉、阳陵泉、血海、梁丘、伏兔、风市等穴，力度以患者感觉酸胀为宜；以按揉、推、捏、拨法施治膝关节、髌骨、韧带等结构，松解粘连；以拔伸、抖、摇、屈伸、内收、外展、屈膝压踝等关节运动类手法滑利膝关节。

在基本治法基础上，患者仰卧位，一指禅推法施治脾俞、胃俞、风门穴各1分钟，一指禅推摩法施治阴陵泉1分钟，按揉命门穴1分钟；患者坐位，拿风池1分钟，按揉法施治风府穴1分钟，拿肩井穴1分钟。

在治疗的同时，结合热敷和熨疗治疗，同时对肩膀疼痛、腰痛也采取热敷及熨疗治疗。嘱患者进行膝关节导引、锻炼。

（八）病情转归及预后

推拿治疗 1 周后评估，患者膝关节在治疗后压痛明显消失。

推拿治疗 2 周后评估，左肩关节疼痛、腰酸伴左下肢牵掣感消失，肢体活动增加。

推拿治疗 1 个月后评估，患者疼痛消失，行走恢复正常。

◆ 医案二 ◆

苏某，男，54 岁，因"双膝关节疼痛伴活动受限 2 年余，近日加剧"，于 2018 年 10 月来我院推拿科门诊就诊。

患者诉平时素有膝骨关节炎病史，上周爬山后膝关节剧烈疼痛，局部红肿热痛明显。患者自觉口燥、目赤，喜好冷饮，偶见游走性关节痛。舌红、苔黄、脉浮数。

（一）专科检查

双膝关节无明显内外翻畸形，双下肢股四头肌无明显萎缩，双侧膝关节肿胀，肤温高，皮色红，无皮疹及瘀斑；膝关节间隙压痛（＋）、髌腱压痛（－）；膝关节伸直0°、屈曲135°，活动时无绞索感，偶有弹响声；浮髌试验（－）、挺髌试验（－）、髌骨摩擦试验（－）、抽屉试验前（－）后（－）、过伸试验（－）、侧方挤压试验内（－）外（－）、回旋挤压试验内（－）外（－）、研磨试验（－）、交锁征（－）。双下肢肌张力均正常，肌力 5 级；双下肢皮肤针刺感觉正常。

（二）辅助检查

2017 年 11 月右膝 MRI 平扫示：右膝退变明显（髌股关节为著）。髌骨关节面多发性骨质吸收伴骨质水肿；半月板变性，内侧半月板后角可疑撕裂；前交叉韧带、内侧副韧带肿胀；关节腔及髌上囊内少量积液；股四头肌肌腱远端变性，髌前软组织肿胀。

2017 年 11 月左膝 MRI 平扫示：①左膝退变明显（髌骨关节为著）。髌骨关节面多发骨质吸收伴骨质水肿，半月板变性，前交叉韧带轻度肿胀，关节腔及髌上囊内少量积液，股四头肌腱远端变性，髌前软组织肿胀。②左、右膝关节改变基本相仿（右膝较左膝略重）。

（三）中医四诊

望诊：神志清楚，面部微红，呼吸短促，小便短赤。

闻诊：言语清晰，呼吸无异常，大便酸臭。

问诊：膝关节剧烈疼痛，自觉口燥、目赤，喜好冷饮。

切诊：脉浮数，肤温偏高，足背动脉可触及，腹部无压痛、无肿块。

（四）诊断

西医诊断：膝骨关节炎。

中医诊断：膝痹病。

（五）辨证分型

风湿热痹证。

（六）中医辨病辨证

　　膝痹病病因复杂多样，有风邪、寒邪、湿邪、湿热、痰浊、体虚、肾虚、闪挫、跌扑、劳伤等。风湿邪是引起膝痹病的重要原因，是属于患者体虚标实中的标实，从热化则成风湿热痹证。患者双侧膝关节为爬山后急性起病，膝关节红肿热痛明显，多为风湿邪从热化引起。患者自觉口燥、目赤，喜好冷饮。舌红、苔黄、脉浮数。四诊合参，诊断为风湿热痹证。

（七）推拿诊疗方案

　　首先施以基本治法滑利关节，舒筋通络。以擦法和拿法施治于下肢肌肉，重点施治股四头肌，按揉内膝眼、犊鼻（外膝眼）、阴陵泉、阳陵泉、血海、梁丘、伏兔、风市等穴，力度以患者感觉酸胀为宜；以按揉、推、捏、拨法施治膝关节、髌骨、韧带等结构，松解粘连；以拔伸、抖、摇、屈伸、内收、外展、屈膝压踝等关节运动类手法滑利膝关节。

　　在基本治法基础上，患者坐位，按揉大椎、曲池穴各1分钟，拿肩井穴1分钟，拿风池穴1分钟；患者仰卧位，患者一指禅推法施治脾俞、胃俞各1分钟。

　　在治疗的同时，嘱患者在温度冷热转换时注意防护，室内应常通风，保持空气清新，衣被适中，避免直接吹风。

（八）病情转归及预后

　　推拿治疗1周后评估，患者膝关节红肿现象减退，膝关节压痛（±）。

推拿治疗2周后评估，患者膝关节压痛消失。

推拿治疗1个月后评估，患者膝关节疼痛消失，行走恢复正常。

◆ 医案三 ◆

孙某，女，54岁，因"外伤后左膝关节疼痛伴活动受限2年余"，于2018年7月来我院推拿科门诊就诊。

患者2年前曾因车祸外伤后致左膝关节疼痛，曾于当地医院行局部封闭治疗后缓解。现再次感觉左膝关节疼痛，因此来我科就诊。患者否认恶寒发热，否认游走性关节痛，否认关节内烧灼样疼痛。刻下症：左膝关节刺痛，触之即痛，皮肤表面麻木，活动受限，晨僵发作明显。

（一）专科检查

双膝关节无明显内外翻畸形，左侧下肢股四头肌无明显萎缩，左侧膝关节形态正常，肤温正常，皮色暗，有皮疹及紫色瘀斑，左侧膝关节有一高起小肿块；膝内侧关节间隙压痛（＋）、髌腱压痛（＋）；膝关节伸直0°、屈曲135°，活动时偶有绞索感，偶有弹响声；浮髌试验（＋）、挺髌试验（－）、髌骨摩擦试验（＋）、抽屉试验前（＋）后（－）、过伸试验（－）、侧方挤压试验内（－）外（－）、回旋挤压试验内（＋）外（＋）、研磨试验（＋）、交锁征（－）。双下肢肌张力均正常，肌力5级；双下肢皮肤针刺感觉正常。

（二）辅助检查

左膝MRI平扫示：左膝退变。骨质增生；关节面下散在骨质吸收；半月板变性，内侧半月板后角撕裂；前交叉韧带略肿胀；关节腔及髌上囊内少量积液。

（三）中医四诊

望诊：神志清楚，面色灰暗，形体端正，动作僵硬，舌质紫暗，苔白而干涩。

闻诊：言语清晰，语声洪亮，呼吸无异常，小便无特殊气味，大便无酸臭，排出物气味无异常。

问诊：左膝关节刺痛，触之即痛。

切诊：脉弦涩，皮肤温暖湿润，足背动脉可触及，腹部温度适中，腹部无压痛、无肿块。

（四）诊断

西医诊断：膝骨关节炎。

中医诊断：膝痹病。

（五）辨证分型

气滞血瘀证。

（六）中医辨病辨证

膝痹病病因复杂多样，有风邪、寒邪、湿邪、湿热、痰浊、体虚、肾虚、闪挫、跌扑、劳伤等。闪挫跌扑导致血脉凝涩，经络壅滞，令人卒痛不能转侧，故而经络阻塞，气血凝结，是膝痹病主要病机。左膝关节刺痛，触之即痛，皮肤表面麻木，活动受限，局部皮肤处有瘀斑，晨僵发作明显，结合患者曾有外伤史，因此诊断为气滞血瘀证。

（七）推拿诊疗方案

首先施以基本治法滑利关节，舒筋通络。以𢳂法和拿法施治于下肢肌肉，重点施治股四头肌，按揉内膝眼、犊鼻（外膝眼）、阴陵泉、阳陵泉、血海、梁丘、伏兔、风市等穴，力度以患者感觉酸胀为宜；以按揉、推、捏、拨法施治膝关节、髌骨、韧带等结构，松解粘连；以拔伸、抖、摇、屈伸、内收、外展、屈膝压踝等关节运动类手法滑利膝关节。

在基本治法基础上，患者仰卧位，一指禅推摩法施治血海穴、按揉法施治足三里穴各 1 分钟，用点法在太冲穴处施治 1 分钟；患者俯卧位，一指禅推法施治肝俞穴；患者坐位，用按揉法在膈俞、章门、期门等穴施治 1 分钟，以酸胀为度；搓胁肋部，以患者感觉体热为度。

在治疗的同时，嘱患者保持良好的情绪，避免大怒、惊恐、忧思等不良情绪，多食消气行气之品，坚持膝关节锻炼，导引功法锻炼等。嘱患者减少晚间运动量，避免第二天晨僵。同时，在晨僵发生后，进行膝关节操和适度推拿股四头肌及膝关节周围穴位。

（八）病情转归及预后

推拿治疗 1 周后评估，患者在接受推拿治疗后，活血化瘀、滑利关节功效明显，膝关节瘀斑等逐渐退散，膝关节压痛（±），患者表示膝关节僵硬感缓解。

推拿治疗 2 周后评估，患者诉疼痛减轻明显，膝关节间隙压痛消失，行走距离增加，行走时疼痛和弹响声消失。

推拿治疗 1 个月后评估，患者疼痛消失，晨僵现象减少，行走恢复正常。

秦某，女，80岁，因"反复双膝关节痛二十余年加重2个月"，于2018年4月来我院推拿科门诊就诊。

患者既往有反复双膝关节痛病史二十余年，期间曾至各医院就诊，接受过关节腔抽液治疗，偶尔服用西乐葆，平时口服硫酸氨基葡萄糖。2018年2月中旬患者膝关节痛再次发作，自觉上下楼梯及爬坡时症情加重，膝关节沉重乏力，现自觉腰膝酸软，无法劳动及正常生活，行走距离减少，需要拐杖才能较长时间行走，或较短时间行走后就需要休息，每日早起时膝关节短暂无法活动。患者否认恶寒发热，否认游走性关节痛。刻下症：双膝关节疼痛，右侧为甚，早起时僵硬明显，甚至无法动弹，约5～10分钟后才缓解。

（一）专科检查

双膝关节内外翻畸形，双下肢股四头肌萎缩明显，双侧膝关节肿胀，肤温冷，皮色灰暗，无皮疹及瘀斑；膝关节间隙压痛（＋）、髌腱压痛（＋）；膝关节伸直0°、屈曲90°，活动时常伴绞索感、弹响声；浮髌试验（－）、挺髌试验（－）、髌骨摩擦试验（＋）、抽屉试验前（＋）后（＋）、过伸试验（＋）、侧方挤压试验内（－）外（－）、回旋挤压试验内（＋）外（＋）、研磨试验（＋）、交锁征（＋）。双下肢肌张力均正常，肌力减退，肌力4级；双下肢皮肤针刺感觉正常，病理征（－）。

（二）辅助检查

2016 年双膝 X 线示：骨质增生改变，髁间棘变尖，双侧膝关节内侧间隙、外侧间隙、髌股关节间隙狭窄。2018 年 2 月于上海某医院查膝关节 MRI 检查示：①双膝关节退行性骨关节病；左膝关节内侧半月板后角、外侧半月板前后角变性（Ⅱ级）；②双膝关节外侧副韧带及腘肌腱损伤伴周围渗液，膝关节腔及髌上囊内少量积液。

（三）中医四诊

望诊：神志清楚，面色灰暗，形体佝偻，动作缓慢，舌质红、少苔，脉沉细无力。

闻诊：言语欠流利，语声低弱，呼吸略短、急促。

问诊：双膝关节疼痛，右侧为甚，自觉上下楼梯及爬坡时症情加重，膝关节沉重乏力，现自觉腰膝酸软。

切诊：脉弦，肤温冷，足背动脉可及，腹部无压痛、无肿块。

（四）诊断

西医诊断：膝骨关节炎。

中医诊断：膝痹病。

（五）辨证分型

肝肾亏虚证。

（六）中医辨病辨证

膝痹病病因复杂多样，有风邪、寒邪、湿邪、湿热、痰浊、体虚、肾虚、闪挫、跌扑、劳损及大病可致肾气亏损，也可发为膝痹病。患者老年女性，已有 20 余年膝骨关节炎病史，面色灰暗，形体伛偻，腰膝酸软，走路易疲劳，晨僵明显，患者同时存在多种其他疾病，可诊断为常年劳损所导致的肝肾亏损。

（七）推拿诊疗方案

首先施以基本治法滑利关节，舒筋通络。以㨰法和拿法施治下肢肌肉，重点施治股四头肌，按揉内膝眼、犊鼻（外膝眼）、阴陵泉、阳陵泉、血海、梁丘、伏兔、风市等穴，力度以患者感觉酸胀为宜；以按揉、推、捏、拨法施治膝关节、髌骨、韧带等结构，松解粘连；以拔伸、抖、摇、屈伸、内收、外展、屈膝压踝等关节运动类手法滑利膝关节。

在基本治法基础上，施以一指禅推法、按揉法施治肝俞、肾俞穴各 1 分钟，横擦八髎，以透热为宜；按揉三阴交、太溪、涌泉等穴各 1 分钟，以酸胀为宜。

在治疗的基础上，嘱患者注意膝关节保养，冬季可以佩戴护膝，适度做一些导引功法，膝关节自我锻炼方法。注意西乐葆等非甾体抗炎药物引起的消化道副作用。嘱患者减少晚间运动量，避免第二天晨僵。同时，在晨僵发生后，进行膝关节操和适度自我推拿按摩股四头肌及膝关节周围穴位。

（八）病情转归及预后

推拿治疗 2 周后评估，患者诉疼痛略有减轻，膝关节间隙压痛（＋），行走距离略有增加，行走时疼痛减轻。双下肢股四头肌萎缩无缓解，患侧膝关节形态仍然肿胀。回旋挤压试验内（＋）外（＋）。

推拿治疗 1 个月后评估，患者诉疼痛减轻，膝关节间隙压痛（±），行走距离增加，晨僵时间缩短。腰膝酸软缓解，膝关节肿胀略缓解。

推拿治疗 2 个月后评估，患者疼痛大部分消失，偶见夜间疼痛，行走时疼痛和弹响声消失，行走距离增加，股四头肌萎缩减轻，回旋挤压试验内外（±），屈曲恢复至 120°。

◆ 医案五 ◆

邱某，女，43 岁，因"双膝疼痛不适 2 月余"，于 2018 年 6 月来我院推拿科门诊就诊。

患者自诉 2 个月前无明显诱因出现右膝前外侧疼痛，自觉行走后加重，伴小腿沉重感，否认下肢麻木及发冷，自诉上下楼梯时双膝关节疼痛，右侧明显，伴行走距离缩短，行走时有无力感。患者无恶寒发热，否认游走性关节痛，否认关节内烧灼感。刻下症：双膝关节隐隐作痛，头晕无力，夜寐欠安，体倦，偶有无不明原因恶心，自诉平日喜饮大量的碳酸类饮料。

（一）专科检查

双膝关节无内外翻畸形，双下肢股四头肌无萎缩，双侧膝关节形态正常，肤温冷，皮色显灰暗，无皮疹及瘀斑；膝关节间隙压痛（＋）、髌腱压痛（－）；膝关节伸直 0°、屈曲 135°，活动时无绞索感、无弹响声；浮髌试验（－）、挺髌试验（－）、髌骨摩擦试验（－）、抽屉试验前（－）后（－）、过伸试验（＋）、侧方挤压试验内（－）外（－）、回旋挤压试验内（－）外（＋）、研磨试验（－）、交锁征（－）。双下肢肌张力均正常，肌力 5 级；双下肢皮肤针刺感觉正常。

（二）辅助检查

X 线片示：右侧膝关节退行性变，见骨质增生改变，髁间棘变尖，右侧膝关节内侧间隙部分狭窄。

（三）中医四诊

望诊：神志清楚，面色白，形体端正，动作尚可。舌白苔腻，舌体胖大，脉滑。患者肥胖，腹胀。

闻诊：言语清晰，小便无特殊气味，大便偶尔酸臭。

问诊：右膝前外侧疼痛，自觉行走后加重，伴小腿沉重感，否认下肢麻木及发冷，自诉上下楼梯时双膝关节疼痛，右侧明显。平素痰多、黏稠。

切诊：脉滑，皮肤湿润，足背动脉可触及，腹部无压痛、无肿块。

（四）诊断

西医诊断：膝骨关节炎。
中医诊断：膝痹病。

（五）辨证分型

痰湿壅盛证。

（六）辨证诊断及依据

患者中年女性，曾有 1 个月以上膝关节疼痛病史，X 线示右侧膝关节内侧间隙变窄，右侧膝关节退行性变，诊断为膝骨关节炎。触诊无摩擦感，膝关节间隙一部分区域狭窄，膝关节间隙压痛（＋），但右侧下肢股四头肌无明显萎缩，分期属于早期，X线属于Ⅰ级。患者素体肥胖，喜食饮料等生痰之物，因此出现了明显的痰湿体征，舌白苔腻，舌体胖大，脉滑，平素痰多、黏稠，膝关节隐隐作痛、不剧烈，因此辨证属于痰湿壅盛证。

（七）推拿诊疗方案

首先施以基本治法滑利关节，舒筋通络。以㨰法和拿法施治于下肢肌肉，重点施治股四头肌，按揉内膝眼、犊鼻（外膝眼）、阴陵泉、阳陵泉、血海、梁丘、伏兔、风市等穴，力度以患者感觉酸胀为宜；以按揉、推、捏、拨法施治膝关节、髌骨、韧带等结构，松解粘连；以拔伸、抖、摇、屈伸、内收、外展、屈膝压踝等关节运动类手法滑利膝关节。

在基本治法基础上，施以一指禅推法、按揉法于脾俞、胃俞穴，按揉法施治于中脘、天枢、丰隆、足三里穴，酸胀为宜，以除痰化湿。

在治疗的基础上，嘱患者规律生活，减少生冷食物及碳酸饮料的摄入，注意适度的膝关节锻炼，进行导引功法和有氧运动。

（八）病情转归及预后

推拿治疗1周后评估，患者诉膝关节疼痛略有减轻，发作频率降低，膝关节间隙压痛（＋），行走距离略有增加，行走时疼痛减少。全身症状：腹胀缓解。

推拿治疗2周后评估，患者诉疼痛减轻明显，膝关节间隙压痛（±），行走距离增加，行走时疼痛和弹响声消失。腹胀基本消失，少痰，苔略腻。

推拿治疗 1 个月后评估，患者疼痛消失，膝关节间隙痛（-），行走恢复正常，舌红苔白。

第三章

膝骨关节炎的其他疗法

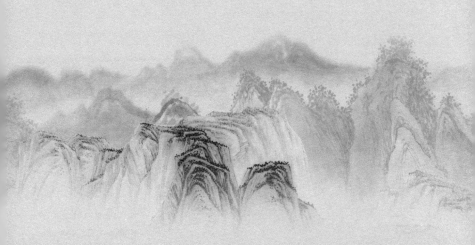

第一节　西药疗法

　　药物治疗，特别是口服西药为目前骨科临床实践中治疗膝骨关节炎的最常见方法。因其容易携带和服用，患者对于口服西药的接受度高，依从性好，也是目前西药治疗占据主流的重要原因。常见的西药治疗包括以下几种：口服西药、关节腔注射药物、外用药物。

一、口服药物

（一）非甾体抗炎药

　　长期临床实践证实了非甾体抗炎药的有效性。常用药物简要分为以下 4 种：Cox-2 选择性抑制药、Cox-1 高选择性抑制药、Cox-1 低选择性抑制药物及 Cox 无选择性药物。然而，随着服药患者的增多，越来越多的报道也证实了非甾体抗炎药存在较大的副作用，如引起胃肠道不适、心血管危害及肝肾毒性。因此，膝骨关节炎患者需注意在服用非甾体抗炎药时的副作用，特别是长时间和大剂量服药患者必须时刻观察注意可能出现的胃肠道不适症状等。患者若一定需要长时间或者大剂量服用非甾体抗炎药时，需要保持与内科医师及时的沟通，同时服用胃黏膜保护剂，抑制胃酸药物，或者选择抗炎药物的肠溶剂型，可以有效地缓解胃脘部不适症状。除胃肠道副作用之外，非甾体抗炎药另 2 个比较明显的副作用是引起肾脏损伤和心血管损害，非甾体抗炎药可导致机体肾脏代谢失衡，增加水钠潴留，同时可致心跳加速，心律失常等。

（二）解热镇痛药

对乙酰氨基酚是治疗膝骨关节疼痛的常用镇痛药，作用机制是抑制前列腺素$_2$（PGE_2）的合成，主要的不良反应为胃肠道不适。临床中常用扑热息痛，偶见使用阿司匹林类药物的报道。

（三）软骨营养药物

营养药物多数参与骨关节的正常生理活动，往往起到维持软骨生长，诱导分化的作用。营养类药物作用广泛，无明显的副作用，可以搭配非甾体抗炎药，实现抗炎与修复同时进行，促进膝骨关节炎在更短时间内的缓解。常见药物如硫酸软骨素、氨基葡萄糖、透明质酸盐。不良反应较少，临床实践中多数推荐长期服用。

二、注射药物

膝关节腔注射西药也是治疗膝骨关节炎的一种常见方法，常以透明质酸制剂为主。透明质酸是膝关节液和软骨基质合成所需要的成分，属于人体本身的组成部分，因此，注射透明质酸类制剂，可以补充膝关节液，润滑膝关节，减少关节面摩擦，从而减少弹响声和摩擦感，且没有其他药物常见的副作用，尤其适合临床症状及影像学诊断属于早期膝骨关节炎患者。临床中以玻璃酸钠（透明质酸钠）应用较为常见。

三、外用药物

阿片类镇痛剂在膝骨关节炎治疗中也起到了积极的作用，可用来控制患者膝关节疼痛，缓解病情。目前，阿片类镇痛剂可以分为强效类和非强效类2种。阿片类镇痛剂可以有效兴奋阿片受体，调控去甲肾上腺素释放和摄取，以类似于血清素作用来抑制躯体疼痛，起到镇痛的效果。但是，由于阿片类镇痛剂靶点广泛，并非专门为膝骨关节炎患者研发，所以靶向性和专用性较差，不能完全抑制膝关节疼痛等症状，且全身应用时伴随较大副作用，部分镇痛剂的疗效被认为是较为轻微而不显著的。需要强调的是，镇痛剂存在着一定的滥用可能，目前临床是将阿片类镇痛剂作为补充的二线药物，仅推荐局部膝关节外用，不推荐长时间、大剂量使用及口服使用。

第二节　中药疗法

一、中药汤剂

（一）经典名方

《张氏医通·膝痛》："膝为筋之府……膝痛无有不因肝肾虚者，虚则风寒湿气袭之。"据此，中医认为膝骨关节炎的病机为本虚标实。本体亏损，而外邪入侵，日久致脾失运化、气滞不行，则瘀血、痰湿内生。根据上述有关膝骨关节炎病机的认识，中医师们应在临床综合观察患者病情及其机体综合状况的基础上，开展辨证施治，积极治疗干预。

临床实践中，中药内服治疗膝骨关节炎的经典名方应用较多。其中，以从肝肾论治的独活寄生汤为代表，补益肝肾、祛除寒湿，针对基本病机，治疗膝骨关节炎。另有，清痹汤补益肝肾阴虚、利水除湿、强腰健膝，补益与利水并重治疗膝骨关节炎；逍遥散疏肝解郁、健脾和营，适用于肝郁夹痰湿显著的膝骨关节炎患者；薏苡仁汤可以有效地祛除关节处的痰湿，从而治疗以湿证为主的膝骨关节炎。

（二）现代改良方

除经典名方的应用之外，近年来，中医学者基于中医经典理论，逐步开始自拟方剂治疗膝骨关节炎，如疏肝祛瘀方，更为适合现代肝气郁结证的患者，症见胁痛、胀满、胸闷、嗳气。同时，针对现代患者饮食丰富、痰湿多生的特点，更为注重痰湿对膝骨关节炎的影响。

二、中药制剂

中药制剂内服是治疗膝骨关节炎的重要方法。临床上，越来越多的中药散剂、片剂、胶囊对膝骨关节炎的疗效得到认可，从而获得逐步推广。除此之外，由于不需要进行煎煮，并且携带和服用方便，对于年轻患者具有极大的便利性。患者对中药制剂接受度高，也是中药制剂能够推广的一个重要原因。但中药制剂都是以固定的方剂制备而成，适合于辨证分型明确、证型比较单纯、无兼杂证的某一固定证型的膝骨关节炎患者，对于兼杂证较多，病情复杂的患者，则建议采用辨证论治的中药方自行煎煮或者是委托医院煎煮，效果更佳。常见应用于膝骨关节炎治疗的中药制剂有尪痹片、益肾蠲痹丸、痹祺胶囊等。

三、来源于中药的单体类制剂

中草药是丰富的宝藏，其中蕴含了无数的单体。传统中药在现代科学和工艺的帮助下，开展了分离和提纯中药的主要有效单体来治疗膝骨关节炎的研究。许多中药来源的单体可以有效地治疗膝骨关节炎，如七叶皂苷钠、青藤碱、辣椒碱、阿魏酸钠等。

第三节　针灸疗法

一、针刺疗法

针刺疗法的局部主要穴位有：内膝眼、外膝眼、血海、阳陵泉、阴陵泉、鹤顶、梁丘、丰隆、阳关、曲池等穴。首先，应当对膝骨关节炎患者进行相应的辨证论治，根据患者疾病的病因病机，采用相对应的穴位，进行针刺治疗。单纯针刺需要注意补泻手法，以针体进出的快慢，提插的轻重缓急，捻转的左右或角度大小来区别。治疗时，以患者双下肢出现胀、重、麻、酸感为得气的标志，单膝发病的患者可采用较轻的手法针刺健侧。针刺可降低神经末梢兴奋性，缓解肌肉痉挛，改善生物电紊乱状态和肌肉内乳酸堆积、缺氧状态，起到缓解病情、解痉止痛的作用。

（一）近端取穴

近端取穴即局部取穴，往往施治于膝关节周围及相关组织的阿是穴、内膝眼、外膝眼、血海、阳陵泉、阴陵泉等穴位。

（二）远端取穴

远端取穴是遵循经络理论进行相应的治疗。膝关节周围有三条阴经、三条阳经循行，为经脉汇聚丰富之处，根据"经脉所过，主治所及"，如足阳明胃经绕行膝关节周围，通过针刺远端的胃经上的穴位，可健脾和胃、调理气机，对治疗膝骨关节炎往往有独特疗效。

（三）从外邪论治

膝骨关节炎多从风、寒、湿三种外邪入内，扰动机体，导致机体产生相对应的疾病。因此医师应当从治外邪入手，取相应的穴位，进行祛风、散寒、除湿等相应的操作。如祛风时，取大椎、肩井穴；寒证则可以结合艾灸；湿邪可以取丰隆、足三里等穴进行治疗。

（四）从脏腑论治

青壮年时期，机体肾精充足，则筋骨强健、行走有力、精力充沛；随着年龄的增加，人体的肾精逐渐衰退，肾阳虚衰，易发生腰膝酸软、筋骨痛痿等症。中医理论认为，膝骨关节炎多为本虚标实，外感风、寒、湿三邪，内因脏腑肝肾亏虚。因此，针刺治疗膝骨关节炎中，除进行近端、远端取穴之外，还可以针对脏腑亏虚进行补益性的针刺，如选取足少阴肾经的涌泉穴，足厥阴肝经的太冲、行间等穴，足太阳膀胱经的肝俞、肾俞等穴，施行补法，从而补益肝肾，治疗机体本虚。

二、拔罐疗法

拔罐是以玻璃罐、塑料罐或竹罐为工具，利用燃火、抽气等方法产生负压，在治疗膝关节炎时，使之吸附于膝关节周围应激点或者穴位，造成真空状态和局部组织的瘀血，以达到祛风散寒、温中止痛的功效。

（一）拔罐点火方法

拔罐需要注意安全，防止明火操作时点燃衣物、被套等易燃物品。拔罐流程一般如下：患者仰卧于治疗床上，医师可以采取 3 种点火方法。

1. 闪火法　医师在操作时，用镊子夹住 95% 酒精棉球，打火机引燃棉球后，迅速将棉球深入玻璃罐内部环绕 1 周立即拿出。注意点燃的酒精棉球不可在罐内停留时间过长以免温度过高，也不可在玻璃罐口停留过久以免罐口高温而烫伤皮肤。之后，医师应顺势将玻璃罐口朝下扣在所选穴位或者应激点处皮肤上，可略旋转使玻璃罐更为贴合皮肤。此法操作简单，操作时动作须迅速，没有明火残留，患者被烫伤的风险较小，是目前临床中，最为广泛采用的方法。

2. 贴棉法　此法相对闪火法难度略大，其操作是用大小适宜的 95% 酒精棉，贴于玻璃罐罐内壁中段，打火机引燃酒精棉后，迅速将罐口朝下，倒扣在患者所选穴位或者应激点处皮肤上。

3. 投火法　需用打火机引燃纸片后投入玻璃罐内，迅速将罐口朝下，倒扣在患者所选穴位或者应激点处皮肤上，此拔罐法风险较大，非专业训练医师不可采取此操作。

（二）拔罐操作方法

在掌握以上 3 种拔罐点火方法后，进行下一步操作，将罐扣于患者皮肤后，又有以下 3 种拔罐方法。

1. 留罐法　此法临床应用最多，将罐吸附在皮肤上保持不动，一般留置 5～10 分钟，皮肤呈现一定的负压状态，一般在膝关节的容易吸定的穴位处采用留罐法。由于膝关节的穴位因较多在侧面等原因，往往无法吸定，所以留罐法采用较少。

2. 闪罐法　将玻璃罐吸住皮肤后，复又拔起；再次点火重复以上操作。该法适用于无法吸定的穴位处，此法在膝关节治疗中采用较多。

3. 走罐法　首先在拔罐的部位先行涂按摩油等按摩介质，然后进行拔罐操作。医师在将罐口朝下吸定皮肤后，轻拔罐体，向上、下或左、右需要治疗的部位，往返推动，注意不能拔起罐体使罐内负压消失，推动至皮肤显红润、充血，甚或瘀血时，将罐取下，此法用于面积较大，肌肉丰厚部位。在膝骨关节炎的治疗中，走罐法常用于对股四头肌、腓肠肌、髂胫束等膝关节屈伸、外展的肌肉进行走罐治疗，能够有效地缓解肌肉酸痛、麻木等感觉，改善肌力，促进膝关节炎的康复。

三、灸法

灸法主要是指医师将艾灸棒或者艾灸条置于患者膝关节周围穴位，借助艾灸的温热性刺激穴位和经络，温经散寒，疏通寒凝所致瘀滞，以达到治疗膝骨关节炎的目的。临床常用灸法分为以下几种。

（一）直接灸

直接灸法为有创伤性的灸法，也称瘢痕灸，将点燃的艾柱，直接放置在患者膝关节处，刺激穴位产生相应的治疗作用。

（二）间接灸

间接灸多数是将艾灸部位先行放置一个附子饼、三七饼等中药饼，或是生姜、粗盐等介质，以免产生瘢痕。灸法通过中药饼施治，可以结合艾灸中的有效物质和中药的有效物质，促进膝骨关节炎患者康复。

（三）悬灸

悬灸操作是将艾条一端点燃，将点燃处置于距离患者皮肤一定的高度，一般为2～5 cm处，既能让患者感觉温热，又不致让患者烫伤，过程中注意小心操作，避免将艾灸条的灰烬落于患者皮肤或者衣物上，而产生着火等隐患，直至艾灸条全部烧尽。因采用明火操作，灸法施治时需医师较为小心地照看，不可离开。

灸法通过热量与艾条药理作用刺激穴位，可以加速血液流通，阻断炎性介质释放途径，拮抗炎性反应，促进患者膝骨关节局部的炎性细胞因子如前列腺素、白介素等的清除，改变膝关节腔内关节液酸碱度，可明显减轻膝关节的红肿热痛等症状。灸法的操作需要考虑灸量，需要根据不同年龄、机体是否强壮确定具体灸量，对虚弱者少灸，强壮者多灸。

四、刺络放血疗法

刺络放血疗法是一种较为特殊的针刺疗法。具体操作方法是医师将梅花针刺于膝骨关节炎患者的穴位处，然后用拔罐等方式放出一定量的血液，从而刺激经络血液流通，排除穴位及局部劳损处的瘀血，减少局部病理产物的堆积，同时，适度地放血还可以促进全身血液循环。目前，有关刺络放血疗法的报道主要集中在对委中穴刺络放血，能够促进膝关节血管内的祛瘀生新，促进循环，尤为适合跌扑损伤后存在气滞血瘀的膝骨关节炎患者。在一项对 130 例膝骨关节炎患者委中穴刺络放血疗法的研究中，总有效率达到了 90% 以上，具有良好的效果。

五、电针

电针是在普通针刺的基础上，于针柄上接通电极并开始输入接近人体生物电的微量电流，更为深入地刺激患者局部组织的腧穴、经络，对局部的经筋和皮部等刺激效果更为明显，具有促进炎症消退，缓解局部膝关节红、肿、热、痛的功效，说明电针特别适合存在麻木、触电感等神经异常放电的膝骨关节炎患者。在一项 14 天的随机对照研究中，电针治疗的膝骨关节炎患者相比口服西乐葆的膝骨关节炎患者，血清中的白介素等促炎性细胞因子减少更为明显；说明电针相比普通针刺，可以更为有效地促进膝关节伸展、行走等功能，改善 WOMAC 评分。

六、温针灸

温针灸是在单纯针刺的基础上，于针柄处搓捻一团合适大小的艾柱，点燃艾柱至烧尽，期间注意放置纸片，避免灰烬落于患者皮肤而致烫伤。温针灸作用广泛，不仅可以通过针具刺激经络穴位来改善膝骨关节炎的病情，还可以借助艾灸温热之力，温补虚寒，达到温阳通络、祛除寒湿的效果。既往研究显示，在同样的 1 个月治疗后，温针灸组膝骨关节炎患者相比单纯针刺组膝骨关节炎患者的 Lysholm 膝关节评分更为优良，证实温针灸对膝骨关节炎，特别是以患者自觉寒冷、体虚为主的虚寒型膝骨关节炎，是一种优势疗法。

七、穴位注射

穴位注射是通过将药物注射入相应的穴位起到治疗疾病的作用。在膝骨关节炎中，穴位注射可以减轻膝关节内炎症因子含量，阻断类风湿因子与抗原 IgM、IgA 结合，减少变态反应产物 IgM、RF、IgA、RF 合成，从而减轻变态反应。穴位注射的药物通常包括神经营养药物、中药注射液、臭氧、局部麻醉药物等。穴位注射可以有效缓解患者膝关节的疼痛，改善关节活动度和不稳定状态，缓解关节肿胀和上下楼梯障碍等。医师对膝骨关节炎患者辨证论治，是穴位注射诊治膝骨关节炎的首要步骤。一般的选穴原则有：①局部取穴，穴位注射于患者的阴陵泉、阳陵泉等穴，以期缓解膝关节周围组织粘连和变态反应，减少关节腔内炎症。多采用神经营养药物，如维生素 B_{12}；局部麻醉药物，如利多卡因；以及相应的中药制剂注射液。②循经取穴，选取足阳明胃经、足太阳膀胱经、足少阳胆经穴位进行注射，以期补益相应脏腑和穴位，达到治疗目的。循经取穴的穴位注射药物多采用中药制剂，如参麦注射液、丹红注射液、黄芪注射液、鹿瓜多肽注射液、当归注射液等。③阿是穴，是在触诊患者过程中所遇到的疼痛点，其往往与结节、经筋阻滞之处对应，是脉络瘀滞之处，也是现代医学认为的炎症因子聚集点和氧化还原反应的失衡点，在该处的穴位注射，往往采用利多卡因等局部麻醉剂。④经外奇穴，如膝关节的内、外膝眼穴，是治疗膝骨关节炎的诊治要穴，可采用神经营养药物、麻醉药物等。操作时，患者取坐位或者是仰卧位，放松下肢，注意力不要集中在膝关节处；医师首先用酒精棉球或者安尔碘消毒膝关节，并做穴位标记；用一次性无菌注射器吸取适量药物，注射入所标记穴位，缓慢推进，控制速度，以注射后穴位处没有明显肿胀为宜。嘱患者保持穴位处干净，不要过早洗澡。

八、穴位电离子透入

穴位电离子透入是一种现代针灸在结合了物理治疗后，逐步发展起来的方法。传统的穴位注射，药物是未经处理的大分子状态，吸收缓慢，容易被代谢。穴位电离子透入术施治时，医师需辨证选取患者膝关节穴位，在穴位处用纱布外敷药液，或直接以扶他林等乳胶剂外涂，同时施以直流电场（或是低频脉冲电场）刺激，穴位处的中西药物在电场脉冲诱导下，开始电解成为更易渗透的离子，从而加速药液经皮吸收。而离子状态的药物本身药效改变不会太大，与原药物疗效相当，因此，穴位电离子透入是一种可以加速药物渗透、改善膝关节局部药代动力学特征的一种治疗方法，相比普通穴位注射或是熏蒸等外治疗法，可以更有效地发挥软坚散结、营养神经、抗炎镇痛作用，改善膝骨关节炎患者的疼痛、关节障碍、行走不利等症状。穴位离子透入常采用中药水煎剂、食醋、扶他林等药物进行治疗。

九、针刀技术

针刀是一种特殊的针灸用具，本体为针但在上端偏向刀的形式。针刀技术古代就有记载，是从"九针"中的"锋针"技术传承而来。在现代制造工艺帮助下，针刀获得了蓬勃的发展，已形成一种特殊的针和刀的结合材质。针刀技术常用于膝关节周围韧带及肌腱的附着点，或双侧下肢肌肉附着于骨骼处。人体在长期的活动及劳作损伤后，局部可以触及结节、钙化或僵化的肌肉所形成的条索物，均为常见的病灶点。针刀施治强调纵切横剥，可以松解肌肉、韧带的粘连，消除已经钙化的组织所形成的硬结条索，缓解内部的高压应力点。所以，针刀治疗时，医师首先需要寻找患者膝关节周围相应疼痛和粘连的病灶点，做浅层肌筋膜处的松解；其次，在肌筋膜松解处做往下深入地钻孔，用力将针刀扎到松质骨处，改善膝关节内部的应力环境，以求缓解深部的粘连，完整解除病灶。

十、浮针治疗法

浮针出现的时间较晚，一般为特制套管结构。浮针定位于患者膝关节周围局部的浅筋膜，呈扇形平刺。浮针通过与患者膝关节周围疏松结缔组织的相互作用，从而产生压电与反压电效应，可促进膝关节生理结构的恢复，解除粘连，对肌肉、韧带牵拉疼痛的炎症因子具有加速排解作用，促进循环流通，达到很好的解痉镇痛效果，可以明显改善膝骨关节炎患者的 VAS 疼痛及其他功能评分。

第四节　臭氧疗法

臭氧疗法是注射治疗膝骨关节炎的手段之一。臭氧是一种极不稳定的气体，在常温下可快速分解为氧气，半衰期小于 30 分钟，是目前已知强氧化剂之一，分解迅速，产物为氧气，不会造成二次污染，组织器官不会受到长时间的损害，无毒副作用，不耐药。同时，臭氧也是较好的医用灭菌剂，对病毒、真菌、细菌及原虫、芽孢都具有强烈的灭活效果。膝骨关节炎病理进程中，关节腔内氧化与抗氧化作用失衡，氧化水平增高，炎性中性粒细胞和蛋白酶分泌增加，形成自由基等氧化中间产物，造成软骨细胞和滑膜细胞损伤，诱导细胞凋亡和坏死。臭氧注入膝关节后，不仅能迅速地降低关节腔内部的氧化还原反应，纠正氧化与抗氧化失衡，而且能改善关节腔内的缺氧环境，促进组织修复，维护软骨细胞的正常结构及膜的完整性。臭氧还可抑制机体无髓损伤感受器纤维，降低患者疼痛感觉；产生抗炎反应，抑制免疫反应，减缓或不同程度阻断人体的抗氧化酶系统；减低或者消除受累软骨关节的免疫炎症反应。

（一）治疗流程

臭氧治疗的主要流程：将臭氧水治疗仪水平放置，打开氧气阀门，加入双蒸馏水，预设定制成的臭氧水浓度为 20 μg/ml，待机器制备完成后，用一次性无菌注射器抽取臭氧 20 ml 备用。因臭氧治疗为侵入性操作，需先进行治疗前准备，治疗室无菌消毒 30 分钟。嘱患者仰卧于治疗床上或者坐于治疗床边缘，患侧膝关节屈膝呈 90°，膝关节放松，注意力不要集中在膝关节处，对合并其他心肺肝肾疾病患者可以连接监护仪观察。操作医师按照无菌操作流程打开无菌穿刺包，戴一次性手套，安尔碘或者酒精棉球于受术范围消毒 1～2 遍，铺无菌孔巾，注射点内膝眼和外膝眼处用笔做标记。取 5 ml 一次性无菌注射器，选择注射点旁边进行局部麻醉。5～10 分钟后，用一次性无菌注射器，经外膝眼或内膝眼穿刺入膝关节腔，进针后有明显落空感，回抽有关节液或推注时无阻力，有落空感即进入关节腔内，注意针头进入不要超过 15 mm，以免针头刺伤软骨造成更大的损伤。术中先行膝关节积液探查，回抽发现膝关节内有积液时，可以先行抽取积液以减少炎性积液的存在，用无菌生理盐水加抗生素冲洗关节腔 2 次。将抽出的积液送检验科化验，检测其中肿瘤坏死因子 –α、白介素、MMP 等常见的炎性细胞因子含量。冲洗完成后，可先行注入玻璃酸钠 2 ml，帮助关节软骨的修复。最后，缓慢注入臭氧 20 ml，注入的速度应均匀，不可忽快忽慢。注射完成后，嘱患者保持膝关节放松，创可贴覆盖注射点，仰卧位休息 30 分钟。并嘱患者休息 1 周，减少患膝负重行走和奔跑，平卧时抬高患膝，1 周内保持膝关节清洁干燥，避免膝关节水浴。轻症患者只需治疗 1 次，重症患者每周注射 1 次。

（二）临床应用

臭氧治疗膝骨关节炎疗效已经被逐渐证实。但目前在临床实践中，臭氧治疗并不普及，主要的原因是臭氧的安全性仍然受到学界的质疑。首先，是臭氧注射治疗的浓度问题。其一，臭氧是一种强烈的抗氧化剂，存在着双向作用。当臭氧浓度过高时，超过了膝关节内部的抗氧化应激能力，激活关节软骨细胞和滑膜细胞核内 NF-kappa B 信号通路，诱导软骨细胞和滑膜细胞释放大量的环氧化酶（COX-2）、PGE$_2$ 及促炎性细胞因子，产生急性炎症反应和软骨下骨的损伤。目前的文献研究已经证实，大于 60 μg/ml 的臭氧对膝关节存在药物性损伤。其二，高浓度的臭氧可以诱导关节腔内 MMP-13 的产生，MMP-13 可降解膝关节软骨下骨基质中的蛋白多糖、胶原蛋白、骨粘连蛋白及软骨基底膜聚糖，对软骨基质产生不可逆的损害。其三，过量的臭氧可以产生活性氧（ROS）及脂质过氧化物，脂质过氧化物具有细胞毒性作用，可以破坏软骨细胞和滑膜细胞的细胞膜结构，诱导细胞凋亡等细胞死亡程序。其四，过量的臭氧可以导致血管内溶血。过量的臭氧会导致膝关节关节腔内产生过量的活性氧和脂质过氧化产物。活性氧可以导致体内红细胞细胞膜脂质过氧化，产生脂质过氧化产物 MDA，破坏红细胞细胞膜完整性，诱发红细胞溶血。相反，关节腔内注射臭氧浓度过低时，体内自身的抗氧化系统可以很快清除臭氧所引起的氧化反应，导致治疗无效。因此，一般臭氧浓度应当控制在 10～30 μg/ml。适量的臭氧浓度可激活软骨细胞和滑膜细胞 Nrf2 通路，诱导抗氧化元件转录，产生抗氧化酶，如超氧化物歧化酶、谷胱甘肽过氧化物、胱甘肽 -S- 转移酶、过氧化氢酶、血红素加氧酶 -1，增强膝关节内部抗氧化能力，从而缓解炎症，降低氧化还原反应。

其次，由于膝关节为封闭的关节，内部血管相对较少，淋巴回流容易堵塞。因此，注射臭氧容易产生输布不均匀，在内、外膝眼等注射点处形成堆积，并在局部容易引起神经毒性反应，而其他没有臭氧扩散到的地方，则没有治疗效果，这是膝关节注射药物类治疗的缺陷。医师在注射时注意注射速度，缓慢推进，不可迅速推进而导致臭氧在注射点处的堆积，以免造成对软骨基质的不可逆损伤。

推拿疗法可以与臭氧结合治疗膝骨关节炎。在关节腔内注射臭氧后，用揉法轻揉膝关节，促进臭氧在关节腔内均匀分散，减少其他部位特别是注入点臭氧堆积过多所产生的副作用。同时，在臭氧治疗结束半小时后，可以采用拔伸、屈伸膝关节，或轻微地摇动膝关节，更为有效地使臭氧分布到膝关节每个部位，提高疗效。

第五节　现代康复

康复治疗是西医康复科治疗膝骨关节炎的首选疗法，主要分为物理因子治疗、运动疗法、辅具等康复工程治疗方法。其中，物理因子治疗包括蜡疗、超声波、疼痛治疗仪等物理手段，可以促进膝骨关节炎患者功能恢复。运动疗法中，主要包括了等长肌力训练、等张肌力训练、等速肌力训练等。康复工程治疗中，采用鞋垫、矫正器等康复辅具。

一、蜡疗

蜡疗是一种应用于膝骨关节炎治疗的物理康复疗法。蜡疗运用石蜡或者蜂蜡治疗体表及体内诸多疾病。在古代，人们逐渐发现蜂蜡可以用于治疗疮疖等疾病。由于蜡疗操作方法简单、相对成本较低、对疾病具有明确的疗效，在古代中国以及古希腊时受到了较大的推广，并被屡次记录于各国内名家医书和世界医史。现代蜡疗是指采用医用蜡块加热后，敷贴在病变部位、穴位、特定点等处，产生温热作用并混合机械压迫作用，治疗相应疾病的一种方法。蜡疗将热量从机体外部通过皮肤深透至受损的病灶内部，从而解除软骨炎症，防止软骨赘生物的形成，缓解劳损，从而防治膝骨关节炎。

（一）治疗原理

医用蜡都是基于石蜡纯化制作而成。石蜡是一种高分子碳氢化合物，医用蜡纯度更高，其熔点为 49～51 ℃。石蜡可以在短时间内释放出大量的热能，因此其热容量大。石蜡对热的传导性能不佳，其导热性小，可以将较大的热能都封闭在局部接触的皮肤和组织中。医用石蜡由于几乎不含水分或者杂质，对气体、液体的通透性基础没有，因此没有热对流现象，可以较好地发挥蓄热性能。石蜡在加热时，其内蓄积了大量的热能，冷却的过程中，可以持久地释放出大量的热能并传入机体，使毛细血管扩张，促进局部深层次的血液循环，增加细胞膜通透性，有利于水肿、血肿的吸收及损伤组织的再生和修复；并且在冷却的过程中，石蜡逐渐变硬，其体积逐渐缩小，又可对膝关节产生机械性的挤压作用并向深部传递，防止组织淋巴液和血液渗出，降低肌张力，扩大关节活动度，有温中散寒、疏经通络、消肿定痛的作用，改善膝关节运动功能和疼痛。由于石蜡的可塑性良好，可以适应众多不平整的四肢关节，能紧密地贴于体表，形成一个封闭的温热环境，促进膝骨关节炎的康复。石蜡中的部分成分在被患者膝关节透皮吸收后，可以加快软骨细胞的增殖，促进膝关节软骨的生长，促进关节面的修复。基于蜡疗的这些优点，现在临床的应用逐渐增加，康复医师们将其应用于众多的疾病，并取得了良好的疗效，在膝骨关节炎的诊治过程中，研究也证实了蜡疗能够改善膝骨关节炎患者 VAS 评分，增加行走距离，改善膝骨关节炎症状。

（二）操作方法

传统蜡疗的一般操作步骤是将采购的石蜡放置于铝制托盘中，数量以溶化后不能超过托盘水平面为准。开启恒温烘箱并将温度设置在 50～60 ℃，将托盘置入恒温烘箱，观察到石蜡全部融化成液体，无固态蜡块即可取出。将蜡水倒入模具中，放于干净空旷处，自然风干成大小适中的蜡饼。患者仰卧位，暴露患侧膝关节，将蜡饼放在膝关节上，外用毛巾将其覆盖并裹紧，再于患者膝关节蜡饼上，盖一大小合适的治疗巾或毛巾，可以延长蜡饼的温热时间，防止提早冷却，30～40 分钟后，患者自觉蜡饼已经降温时，可以取下蜡饼并再次回收进行二次熔解。治疗时间每次约为 30～40 分钟，每天 1 次，2 周为 1 个疗程，治疗 1 个疗程即可。

（三）注意事项

传统的蜡疗操作有操作简便、对环境和设备要求不高的优点，然而，随着应用的增多，传统蜡疗操作存在的一些缺点有待解决。比如制作蜡块和蜡疗的过程中，可能因为制作蜡块的长度不合适无法较好地贴合膝关节，从而造成效果不好或者是污染衣物。液态石蜡的温度掌握需要一定的技巧，操作者不熟练或者疏忽可能导致蜡水温度过高烫伤患者皮肤造成水泡、溃疡、瘢痕。常规蜡疗没有包裹蜡水，部分患者皮肤可能对蜡块过敏，因此会产生皮肤红肿、过敏性皮疹；或者部分患者在长时间接触蜡疗后，由于长时间皮肤不能接触空气，因此会产生皮肤肤质变暗、变黑等现象，患者此时容易对蜡疗产生怀疑，依从性减退。

　　为减少上述副作用，治疗前应当为膝骨关节炎患者详细讲解蜡疗的治疗目的、副作用、操作和实施的要点。医师可采用薄毛巾或者厚纱布放置于患者膝骨关节处进行蜡疗。医师应详细地知道蜡的熔点及其他特性，实时观察蜡液的温度，保证其在制作蜡饼时为液态，而在接触患者时为固态。在制备蜡饼时，熔解石蜡的温度越高，由蜡液变为蜡饼时的过程就越慢，温热作用的持续时间就越长。凝固后蜡饼能够在1～1.5小时保持在40 ℃以上。蜡疗时患者膝关节皮肤温度一般可升高，但接触患者膝关节皮肤时蜡块的第一层边缘需要控制温度在45～50 ℃，必要时可以用温度计进行监测，避免温度过高烫伤患者或者操作医师。对蜡饼采用多层塑料薄膜包裹，可以有效地防止蜡水溢出，或烫伤患者膝关节局部；制作蜡饼时涂刷要均匀，动作要迅速，否则容易流出。对部分疗效不足患者，可在第一次治疗结束30分钟后，待蜡水全部固化，铲除蜡块放置于托盘中重新加热蜡块，再次使用蜡疗加固疗效。如膝关节皮肤局部有溃疡等破裂创面，应先行高锰酸钾液冲洗，并在创面处敷上凡士林纱布或者是医用薄膜，减少对创口的刺激。对皮肤发黑的患者需及时告知肤质变黑为皮肤在较长时间未接触空气后导致的黑色素沉淀，无须特殊处理，在结束蜡疗之后可以自行消退。蜡液冷却成固态蜡饼后为较脆的块状，此时应当轻拿轻放，防止碰撞或是从中间断裂，以及避免过多的蜡饼叠放在一起。最后，患者治疗前，需要注意蜡饼表面是否存在水分，若有则需要擦净蜡饼水分，再行膝关节蜡疗治疗。

（四）联合疗法

随着科技的发展，临床实践中，蜡疗往往与其他疗法相结合治疗膝骨关节炎，如蜡疗与中药、针灸推拿的联合使用，短波、中药离子与蜡疗联合使用等。现代蜡疗技术是把中药与蜡疗联合用以祛风除湿、止痛，辅以针灸、推拿等外治操作活血化瘀，能祛除体内的风寒湿邪，减缓内部的劳损和高压状态，促进淋巴液和静脉回流，加速氧气和营养物质的进入，起到减轻膝关节水肿的作用。其中，以蜡疗和中药散剂或粉剂的联合应用最为广泛。中药与蜡疗联合使用时，一般先将中药材制作成散剂或者粉剂备用；将医用蜡饼置入蜡疗仪中加热，使蜡饼完全熔化为蜡水；用容器将蜡水盛出，小心地浇入铝盆或者不锈钢盘中，取出在室温中自然风干成蜡饼，使用特制的蜡铲取出蜡饼，用保鲜膜无缝隙地包裹蜡饼并重复3次包裹，以左右摇晃蜡饼均没有流出为准；在膝关节部位放置合适厚度的毛巾或者纱布后，平铺蜡饼于患者膝关节上，注意蜡饼的厚度要均匀一致。推拿与蜡疗联合使用是在蜡疗施治后，采用㨰法于股内侧肌、髂胫束、胫骨前肌及髌骨周围，提高股四头肌肌力和耐力；同时，以按揉法刺激相关穴位，如血海、承山、昆仑等，以达到调和阴阳、活血化瘀、温中散寒之效。

二、超声波

超声波是一种用于治疗膝骨关节炎的康复手段。其操作流程为：医师观察患者病情，制定合适的超声治疗方案以及对超声波频率的正确选择。患者坐位，超声治疗仪接通电源后，设置各参数，选择治疗时间、档位、频率在合适的区间，患者膝关节及其周围区域用酒精棉球擦拭 2 遍；将超声治疗仪探头涂抹耦合剂约 2～4 ml 后，固定在患侧膝关节周围治疗穴位处，常见可选阿是穴、内外膝眼穴等，或者选择膝眼与内外膝关节间隙处；用松紧带固定探头至不滑落。治疗期间医师需及时观察，防止探头掉落。

超声治疗膝骨关节炎一般选择低频脉冲超声。低频脉冲超声作用于关节软骨、关节囊和滑膜，可改变膜电位，使离子和胶体通透性增强，促进血液循环，软化组织，刺激细胞功能，加速化学反应，加强新陈代谢，影响酶的功能和生物活性物质含量，改变组织 pH 值，降低感觉神经的兴奋性，提高痛阈，从而达到治疗效果。由于关节软骨的自我修复能力有限，软骨的损伤又是骨关节炎的基本病变，而低频脉冲超声能够透过皮肤，直接将能量透射进关节腔内的软骨、关节囊和滑膜，修复损伤的关节软骨，在缺损部位形成透明软骨样修复组织，从而促进关节软骨损伤的愈合与再生。

关节软骨几乎不存在直接的血管供给能量，其营养为关节液提供。软骨的磨损是膝骨关节炎发生的主因，而关节软骨修复能力不足则无法弥补关节软骨的磨损，加剧了膝骨关节炎的发展。低频脉冲超声能够有效促进软骨和关节液的交换，提高软骨细胞的代谢功能，促进软骨细胞合成蛋白多糖、硫酸软骨素等软骨基质成分，同时也促进膝关节液与附近血液、淋巴液的交换，血液中的小分子物质向关节滑液内弥散，并可能增加关节滑液的渗出，促使炎症介质与其他致痛因子得以迅速降解或清除，减少了炎症介质如前列腺素的产生和释放，加速炎症因子灭活，增强毛细血管的通透性，使局部血液流速加快，从而消除膝关节内部积液。

三、疼痛治疗仪

疼痛治疗仪近年来逐渐兴起，市场上种类繁多，目前主流的疼痛治疗仪可分为超激光疼痛治疗仪、疼痛冲击波治疗仪、电磁波治疗仪。原理多为激光、冲击波、电磁波等的治疗，均属于康复治疗中的物理因子治疗的范畴。

（一）超激光疼痛治疗仪

超激光疼痛治疗仪通过照射特定的部位，产生相应的热、电、辐射等作用，对神经性疼痛、炎症和创伤引起的疼痛效果显著，可显著减少膝骨关节炎患者 VAS 评分。对老年性膝骨关节炎患者，运用超激光疼痛治疗仪治疗后，可缓解疼痛，增加膝关节活动度，延长患者行走距离，促进病变膝关节功能的恢复。

（二）疼痛冲击波治疗仪

疼痛冲击波治疗仪利用其液电效应产生的冲击波，经聚集后冲击阿是穴、敏感点、神经及其附属结构，通过冲击波对人体内部组织产生的物理和生理反应治疗膝骨关节炎。其机制主要有以下几种：①疼痛冲击波治疗仪可以产生机械振荡作用，诱导膝关节内部共振和产生内外的压力差，从而松解膝关节内部韧带、滑膜、关节面的粘连。②疼痛冲击波治疗仪可以产生空化效应，刺激活化膝关节内部血管，从而改善血管的通透性，增加红细胞的携氧能力，加速内部微小循环，促进基础代谢率，促进软骨细胞基质的修复，打通生理性关闭的微血管，松解关节软组织粘连。③疼痛冲击波治疗仪可以对痛觉神经感受器产生过度刺激，使后续神经生理冲动无法传递，提高患侧膝关节的痛阈，从而缓解疼痛。

（三）电磁波治疗仪

电磁波治疗仪与冲击波治疗仪类似，可以产生类似的温热效应，疏通局部组织的血液循环，促进局部代谢，帮助修复软骨组织。

四、康复辅具

人体生物力学的改变是膝骨关节炎致病的物理因素之一。膝骨关节炎病理进程中，患者机体生物力线发生改变，从而加速病情恶化，出现步态不稳、中继乏力。膝关节轴向对线的正常与否与患者自身载重负荷密切相关，这也是为何肥胖症者多患有膝骨关节炎，或负重行走会加剧膝骨关节炎病情的原因。因此，生物力线改变的患者可以佩戴矫正辅具，从而改变步行、跳跃等动作中膝关节的受力环境，缓解关节疼痛，提高生活质量。目前，主流的膝关节康复辅助用具有以下几种。

（一）楔形角矫形鞋垫

楔形角矫形鞋垫中，尤以外侧楔形角矫形鞋垫最为突出，但存在使用体验较差的问题。

（二）关节减压矫形器

通过三点力学受力原理矫正病变膝关节在行走和运动过程中产生的异常，降低膝关节在步行过程中的异常力学信号。固定在膝关节周围的弹性绷带提高了主要的第一力，而双侧铰链提供了固定和修正膝关节所需的轴向对力，可以有效地纠正关节力学环境，减轻步行过程带来的冲击。

（三）矫正鞋

目前，力学矫正鞋主要分为外置式矫正鞋与内置式矫正鞋2种。外置式矫正鞋是采用半球形滚轴的结构改变垂直力冲击，从而缓解应力；而内置式矫正鞋无半球形滚轴结构，主要是一体式矫正改变垂直力冲击，缓解应力。临床中，力学矫正鞋已经成为很多指南推荐的一种可靠的膝骨关节炎治疗辅具。

虽然使用辅具有一定的效果，但由于辅具改变了人体的生物力线，而人体本身是一个具有强大适应力的有机整体，长期佩戴之后，是否存在对生物力线矫正过度，仍然是医学界需要长期观察的问题。如何与其他康复治疗模式，如针灸、推拿治疗有效结合，是目前膝骨关节炎辅具的发展方向。

五、运动疗法

近年来，基础和临床研究均证实了膝关节周围肌肉肌力的改变在膝骨关节炎病情进展过程中扮演了重要角色。患者的股四头肌肌力成明显的下降趋势，而其下降的程度与病情直接相关。膝骨关节炎患者长期不愈、病情明显加重时，其股四头肌可以明显萎缩，肌力下降。同时，其他参与了膝关节内收、外旋的肌肉，如半腱肌、半膜肌、缝匠肌、股骨肌、股二头肌、腓肠肌等肌肉，随着病情发展，也会出现不同程度的肌力下降。膝关节周围肌肉肌力下降后，由于肌肉对骨骼的支撑和牵引作用减弱，反之又加速了膝关节软骨的磨损，刺激软骨骨赘的形成，诱发肌肉肌力下降与膝骨关炎病情加剧之间的恶性循环。

运动疗法可增强股四头肌等主要膝关节屈伸肌群的肌力，发挥肌肉的替代和支撑作用，可以促进膝骨关节炎患者行走和负重能力，减轻病情，对患者活动能力的改善十分明显。重要的是，运动疗法同时可以减少患者对镇痛药物的服用频率和剂量，减少患者因服用抗炎药而导致的消化系统疾病、心血管疾病的副作用，提高患者整体生活质量；通过运动疗法，提高膝关节附近前交叉韧带、后交叉韧带、胫侧副韧带、腓侧副韧带、前十字韧带、后十字韧带的韧性，促进关节稳定性，维持关节可动性；促进膝关节周围血管的流通，解除膝关节处韧带和肌肉等的粘连，松解因膝骨关节炎进展而致挛缩的膝关节囊腔，在恢复患者下肢肌力的同时，改善膝关节的生物力学结构，增强膝关节的结构耐力；与此同时，运动训练可以保持组成膝关节的胫腓骨、股骨的骨代谢，有效防止骨密度减少，增强骨的支撑能力，减少摔倒。

在膝骨关节炎运动训练疗法中，股四头肌是运动训练的主要目的肌肉。同前所述，股四头肌是支撑和维持膝关节稳定性的重要肌肉。在平时的运动过程中，来自于足底的冲击力均匀地冲击膝骨关节内外关节面，而内外关节面受股四头肌收缩等生理作用影响较大。当股四头肌萎缩或者肌力减退时，可导致一侧关节面不稳，造成两侧关节面受力不均匀，致膝关节呈现内翻或者外翻状态。另外，股四头肌劳损及萎缩状态，可以直接影响膝关节的负重和功能稳定。对股四头肌的功能训练，可以有效地改变这种状况，维持膝关节稳定性，促进膝骨关节炎病情的改善。膝关节肌肉的运动训练可分为等长、等张和等速肌力训练。

（一）等长肌力训练

将肢体固定于一定角度，肌肉收缩时虽然肌纤维长度不变，但肌力增加，不产生关节活动。等长肌力训练主要适用于关节肿痛明显、急性炎症期的膝骨关节炎患者。可以分为主动等长肌力训练和被动等长肌力训练。股四头肌等长收缩练习是针对膝关节主要肌肉开展的等长收缩训练。患者仰卧位，将一块毛巾叠至恰当大小，垫于膝关节下，嘱患者用力，收缩股四头肌下压毛巾 30 秒，能够有效地锻炼股四头肌，促进股四头肌的耐力和肌力（图 3-1）。另一种简单方便的等长肌力训练是直腿抬高练习，嘱患者仰卧位，单腿直腿抬高与水平面呈 45°，持续 30 秒，可以有效地促进膝关节周围肌肉肌力，患者可以家中自我练习等长肌力训练（图 3-2）。持续被动运动机是一种常规应用的等长肌力训练仪器，可以促进关节囊的蜷缩恢复，解除粘连，提高局部血管的血流量和血流速度。

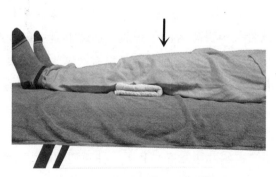

图 3-1　股四头肌等长收缩训练

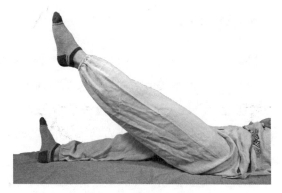

图 3-2 等长肌力训练

（二）等张肌力训练

在恒定的阻力负荷下进行的肌肉收缩运动训练。膝骨关节炎患者在进行股四头肌的等张肌力训练时，股四头肌纤维会逐渐变短，但肌张力维持原样。因此，等张肌力训练可以有效地增粗股四头肌、腓肠肌等负责膝关节屈伸、内收、外收的肌纤维，促进耐力恢复，改善患者膝关节功能。等张肌力运动训练需要设置一定的阻力，维持固定体位，使用沙袋、哑铃、墙壁拉力器、滑轮系统、等张力矩臂组件。更为适合于膝骨关节炎患者的等张肌力运动器是股四头肌训练器，3～6个月的股四头肌训练可以有效增加股四头肌的肌力，促进膝骨关节炎患者康复。

（三）等速肌力训练

近年来，国际康复界兴起了一种新型的肌力训练方式：等速肌力训练。等速肌力运动训练一般由康复科医师操作，需要康复仪器辅助，根据患者肌力情况调节仪器所提供的阻力。肌力较弱时，阻力相应减少；肌力较强时，阻力相应升高，故其安全性较好。等速训练可同时训练主动肌和拮抗肌，使肌肉在活动范围内一直承受最大阻力，产生最大肌力，以便适应日常功能的需要。等速肌力训练由于展示出了相比等长和等张运动训练更为合适膝骨关节炎患者的特点，在康复科、针灸科、推拿科等科室临床实践中受到了更多的推广，被证实有较好的疗效。

第六节　传统导引

导引起源于古代中国，是一种在意念控制下将肌肉及肢体动作和呼吸有效配合的动功。在其发展的过程中，吸收了部分太极拳、气功、少林内功等功法的动作，形成了特殊的中医运动疗法。历代医家在漫长的与疾病做斗争的历史岁月中，形成了中医经典导引功法，通过导引功法的锻炼能够有效地强身健体。同时，现代导引研究结合现代康复医学的运动疗法，特别针对膝骨关节炎，设计多种膝关节运动为主的导引方法，促进病变的膝关节周围局部组织淋巴液、静脉的回流，促进关节液的渗透吸收，改善关节内部软骨细胞营养代谢，促进局部组织修复和废物排出。因此，膝关节运动导引疗法，相比传统功法更能起到事半功倍的效果。

一、传统导引术

通过全身躯干部和四肢的拔筋和扩伸运动、静止运动和屈曲运动，增加上下肢的主要屈伸和运动肌群的肌力、耐力，增强耗氧量，促进乳酸等肌肉运动产物的排泄，改善局部萎缩。传统导引术强调全身运动，充分运用全身的糖分，防止乳酸堆积，可以同时扩张心肺，增加肺活量和心脏活力，消耗全身脂肪，配合意识专注的训练，调节心理和精神状态，增强免疫力。从而通调全身气血，荣养四肢和五脏六腑，起到调和营卫、补益气血、滋养脏腑的作用。适合于膝骨关节炎患者锻炼的传统导引功法有站裆势、前推八匹马势、马裆势、顺水推舟势、沉浮势、无极势、抖透势。

（一）站裆势

患者自然站立位，双臂放松下垂置于身体两侧，呼吸节奏缓慢，收腹，左脚向左慢慢跨出，至两腿间宽度与自身肩膀宽度一致。嘱患者自然地外展、外旋两侧双臂，将双侧掌心向前，到达适度位置后，双臂内旋用力向后，同时将双侧掌心向后下，脚跟外撑，下颌内收。每日锻炼 1 次，每次 5 分钟（图 3-3）。

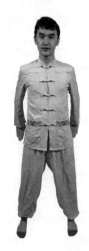

图 3-3　站裆势

（二）前推八匹马势

患者自然站立位，在站裆势的基础上，屈肘，两手臂前伸推直，并控制双侧手掌距离大致在 15～20 cm，保持动作约 30 秒，再缓慢用力收回双臂至起势。每日锻炼 1 次，每次 5 分钟（图 3-4）。

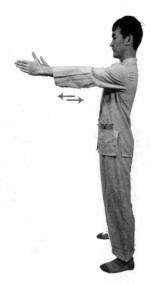

图 3-4　前推八匹马势

（三）马裆势

患者自然站立位，左脚向左慢慢跨出至双脚左右分开，双脚屈膝略下蹲，两腿间宽度略比肩宽，患者收腹含胸，将两肩用力撑开，后置于身体两侧；手掌垂直撑开；颈直，下颌内收，目平视。每日锻炼 1 次，每次 5 分钟（图 3-5）。

（四）顺水推舟势

患者取马裆势站立，屈肘直掌，两掌徐徐向前推出，将两臂前伸，在前推时手腕背屈，并逐渐为虎口朝下，四指并拢，拇指外展，指尖相对，两臂伸直；凝劲按原势收回，仍呈屈肘直掌，置于胁肋旁。每日锻炼1次，每次5分钟（图3-6）。

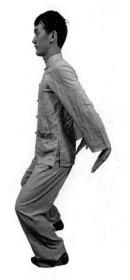
图 3-5　马裆势

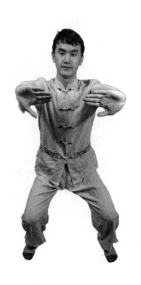
图 3-6　顺水推舟势

（五）沉浮势

患者自然站立位，沉肩，双臂放松下垂置于身体两侧，两目平视，下颌内收；颈直，含胸直腰，蓄腹收臀。嘱患者两腿分开，两脚间宽度与肩等宽，缓慢下沉头、肩、腰、膝等关节，最终达到两小腿与地面垂直的姿势，保持姿势

30 秒钟之后，缓慢地上抬头、肩、腰、膝等关节至自然站立位。每日锻炼 1 次，每次 5 分钟（图 3-7）。

（六）无极势

患者自然站立位，双臂放松下垂置于身体两侧，左脚向左慢慢跨出，两脚间宽度与肩等宽，颈项挺直，沉肩垂肘，使患者的百会穴、会阴穴与两脚涌泉穴连线的中点，三点成一直线，配合自然呼吸节律。每日锻炼 1 次，每次 5 分钟（图 3-8）。

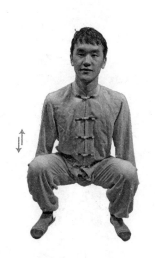
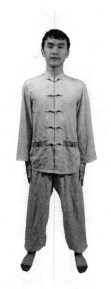

图 3-7　沉浮势　　　　　图 3-8　无极势

（七）抖透势

患者自然站立位，双臂放松下垂置于身体两侧，微屈膝，嘱患者不要用力，全身向前后左右抖动，以期放松腰部、骶髂关节、膝关节，配合两肩开合抖动。每日锻炼1次，每次5分钟（图3-9）。

（八）收势

在上述的各动作完成后，两手掌心相对，摩擦生热；两手分别以顺时针和逆时针摩腹部，各9次；最后，手握空拳，掌心向内，拍打大腿和小腿肌肉。每日锻炼1次，每次5分钟（图3-10）。

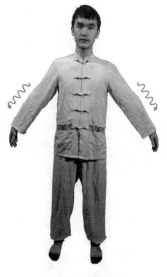
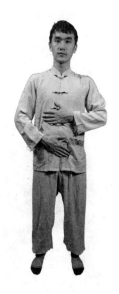

图3-9　抖透势　　　　　　图3-10　收势

二、膝关节局部导引功法

膝关节局部导引功法是现代康复医学结合传统导引功法的部分姿势后产生的一种运功训练方法，主要锻炼膝关节局部，靶向性更好，动作更小，用于活动力减少、肌肉萎缩的膝骨关节炎患者，是促进康复的良好方法。与全身导引练功的原理相似，膝关节局部导引主要通过"调息""调身""调神"来实现对病变膝关节的局部治疗。因此，膝关节局部导引功法同样要求患者注意自身呼吸节律，保持自然呼吸，注意力集中于双侧下肢或者是运动的关节等部位。膝关节局部导引功法一般每日 1 次，每次 30 分钟，如条件允许时，可以改为每日 2 次。膝关节局部导引功法在刚开始锻炼时，可以请医院康复科、骨伤科、针灸科、推拿科医师和护士参与指导，对部分动作进行纠正，以免患者自行锻炼导致拉伤、跌倒、压痛等因方法不当可能引起的不良反应。局部导引功法可以促进膝骨关节炎患者 VAS 疼痛评分的降低，促进膝骨关节炎 WOMAC 评分的降低，减轻病症，促进康复，是一种适合膝骨关节炎患者自我学习、锻炼，在家即可操作的方法。

（一）自我按揉穴位导引

嘱膝骨关节炎患者站立位或者坐位，双腿平放于治疗床上或者是自然下垂，调控呼吸节律至均匀，将自我意念集中于患侧的膝关节及下肢，注意选择舒适的环境，不要受外界打扰。在膝关节及周围部位，轻柔地用一侧大拇指逐一点压，如环跳、伏兔、风市、内膝眼、外膝眼、委中、血海等穴，力度由较柔起至逐渐加重，以能忍受为度。实际操作中，患者可能因为对穴位定位不了解而取穴错误，可上网搜索相应的视频和图片，或购买针灸经络的书籍和模型认识相应的穴位，每个穴位按揉 1 分钟，总计 8 分钟，每日 1 次。在膝关节局部导引功法中，自我按揉穴位导引可以通过对患者局部穴位的刺激，发挥舒筋通络、活血化瘀、祛除痰湿的功效。自我按揉穴位导引可缓解膝骨关节炎疼痛，促进功能恢复，减少软骨变性和骨赘生成（图 3-11）。

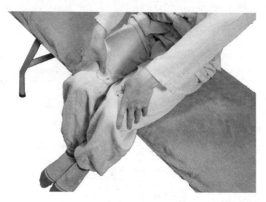

图 3-11　自我按揉穴位导引

（二）扣膝导引

嘱膝骨关节炎患者坐于床旁或者椅子上，患侧膝关节置于椅子外，患者保持均匀的呼吸节律，注意力集中，不被打扰，踝关节背伸，下肢主要肌肉如股四头肌等主动发力屈伸膝关节，力度由轻柔逐渐加强。当可以实现较大幅度地屈伸膝关节时，在膝关节部位加一负担物，一开始可以用毛巾等较轻物品，继而逐步加重如米袋等较重物品，每日进行 20 次扣膝导引。该动作可以锻炼股四头肌等相关下肢肌肉，增强肌肉肌力和耐力，为膝关节提供更好的支撑（图 3-12）。

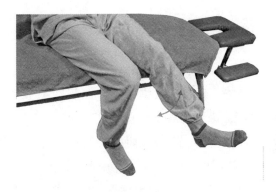

图 3-12　扣膝导引

（三）屈膝伸展导引

嘱膝骨关节炎患者俯卧于床上，患侧下肢尽量屈曲使足跟贴近臀部，以患者能耐受为度，如无明显疼痛而屈曲不足时，可以由家属帮助按压至患者能忍受的最大限度。当在最大屈曲位时，家属可以继续对患者脚尖区域进行足部按压，加深屈曲程度。每日进行 10 次屈膝伸展导引。该动作可以使患侧的下肢主要肌群如股四头肌受到充分伸展，增加膝关节活动度（图 3-13）。

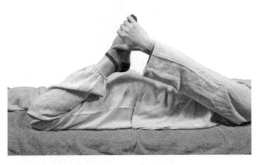

图 3-13　屈膝伸展导引

（四）弹膝导引

　　嘱膝骨关节炎患者自然站立，全身放松，控制呼吸节律，意念集中于下肢。双脚并拢，双侧膝关节微屈曲在20°～30°之间，患者用双手掌心置于双侧膝关节上，手心缓缓同步用力后挺膝关节，将微屈曲的膝关节挺直，是为弹膝。注意双侧用力一致，不可突然施力，也不要对患侧膝关节施以过重的压力，避免加重病情。每日进行10次弹膝导引。弹膝导引锻炼通过周期性挤压关节，促进关节软骨的代谢，加速氧气和营养物质向膝关节软骨的输布，增强膝关节软骨的强度、厚度和弹性，减少促炎性细胞因子的产生，改变关节液酸碱度，抑制软骨变性，使膝关节的稳定性得到增强和恢复（图3-14）。

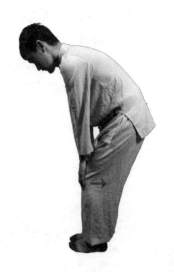

图3-14　弹膝导引

（五）和膝导引

　　嘱膝骨关节炎患者自然站立，全身放松，控制呼吸节律，意念集中于下肢。双脚并拢，双侧膝关节微屈曲在20°～30°之间，患者用双手掌心置于双侧膝关节上，进行轻柔环形转动，先顺时针，后逆时针，注意动作不可变形，患者双手要始终贴于膝关节处，动作节律要慢而幅度宜小，轻柔施力。和膝导引方法与弹膝导引方法作用相似，主要是用患者双手施治于膝关节，改善膝关节内部粘连，滑利关节，整复理筋，增加膝关节局部动脉的血供，促进淋巴和局部微小静脉的流速，加速氧气和营养物质的输入，促进关节液的吸收与分泌（图3-15）。

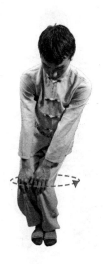

图 3-15　和膝导引

（六）蹲膝导引

嘱膝骨关节炎患者自然站立，全身放松，控制呼吸节律，意念集中于下肢。患者站立于墙体或者是书柜等有厚实支撑处，抬头挺胸，双目平视，抬起左下肢向左跨出，两腿分开与肩等宽，腰部和下肢肌肉用力缓慢蹲下至膝关节微屈曲在 20°～30°之间，静待几秒之后，腰部和下肢肌肉用力缓慢站起。蹲膝导引期间，患者上身保持正直，动作节律慢而幅度宜小，轻柔施力，忌用猛力直上直下，反而损伤膝关节软骨，加速骨赘产生。蹲膝导引在墙壁或者衣柜的辅助下，进行膝关节的负重支撑运动，增强膝关节伸直位最大负荷量，是较佳的模拟负压状态下行走的方法（图 3-16）。

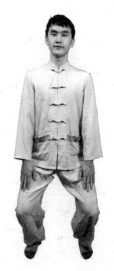

图 3-16　蹲膝导引

（七）分足侧膝导引

嘱膝骨关节炎患者自然站立，全身放松，控制呼吸节律，意念集中于下肢。抬起左下肢向左前方跨出，两腿分开略大于肩宽，患者双手置于腰部自然撑腰，抬头挺胸，双目平视。先进行一侧操作，将该侧膝关节和髋关节微屈曲，同时上身略偏向另外一侧，在进行一侧的分足侧膝导引后，替换另外一侧，两侧完成记为1次。动作节律慢而幅度宜小，轻柔施力，每日锻炼10次。分足侧膝导引主动运动了臀部和腰背部的肌肉、浅层肌筋膜、韧带等骨骼肌肉系统，可以增加全身肌肉系统活动，减少腰背部粘连，增加腰背部相关肌肉的肌力（图3-17）。

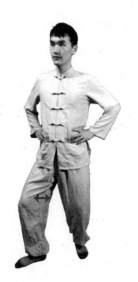

图3-17 分足侧膝导引

第七节　敷熨熏蒸及敷贴疗法

敷熨熏蒸及中药敷贴技术是传统的中医外治法，具有分泌、吸收、渗透、排泄、感觉等功能的皮肤及其下的黏膜是中药外治法的主要作用器官。敷熨熏蒸及中药敷贴技术的主要机制为中药透过皮肤和黏膜吸收，或者中药与热量、蒸气的结合，促进局部皮肤更为有效地吸收药物活性成分，深入膝关节腔软骨内部，从而减轻炎症、延缓退变、温中止痛、活血化瘀。

一、敷贴疗法

敷贴疗法是采用中药药膏或散剂直接贴敷于患者膝关节部位，从而透皮吸收的一种方法。因此，许多活血化瘀药物可以有效地应用于敷贴治疗膝骨关节炎。常用于敷贴膝骨关节炎的药物有：伸筋草、海桐皮、木瓜、制草乌、胆南星、当归、威灵仙、寻骨风、独活、生姜、艾叶、三棱、莪术、苍术、延胡索、乳香、川乌、细辛、透骨草、桑寄生、川芎、桂枝、牛膝、防风、丝瓜络、桑枝、虎杖、片姜黄、路路通、红花、没药、赤小豆、苏木等。敷贴疗法能够使药效集中在膝关节局部，避免了口服活血化瘀类中药引起胃肠道不适，减少服用药物的频率。敷贴疗法可以抑制滑膜炎症，促进软骨代谢相关细胞因子的产生，改善软骨外基质，降低基质金属蛋白酶的产生，减少炎症反应。常见的敷贴有温阳通络胶贴、舒筋除痹壮骨贴、活血止痛膏、蠲痹通络镇痛膏、二消膏、三伏贴等。扶他林也是一种可以用来敷贴的药物，其止痛效果良好，过敏概率小，适合大多数患者。

传统的敷贴疗法虽然有其独特优点，但由于皮肤表面角质层的存在，在一般状态下，大多数药物的有效活性成分难以渗透，因此被皮肤吸收并到达局部组织的药物总是少数，无法发挥全部疗效。敷熨疗法、熏蒸疗法都是在治疗时，趁热在患部熏蒸、淋洗和浸浴，将药物直接作用于患处，利用蒸气热效应促进局部血液循环。热环境是一种良好的透皮吸收促进剂，促进皮肤局部毛细血管的扩张，加大中药在皮肤的渗透，改善局部药代动力学，从而使更多的药物到达膝关节内部软骨、滑膜等处，更好地治疗膝骨关节炎。

二、热敷

热敷是传统敷贴技术的改良方法，借助毛巾或者小毛毯等操作。首先进行中药水煎剂的制备，医师根据膝骨关节炎患者病情进行辨证论治，开具合适的中医外治处方之后，中药按照水煎剂操作流程煎取 400 ml，将中药水煎剂制备完成后，可以按照 1∶（3～4）的比例加入清水，共同倒入盆中混匀待用。患者及家属可以准备三条毛巾备用，一条完全浸入中药药液中，待毛巾浸透药液，操作者带防水厚手套拧干表面水分，放入温度计测试温度，当温度达到 40～45 ℃时，紧密包裹膝关节，同时可在其外包裹两条干毛巾，每日热敷 20～30 分钟，也可视地区和季节差异，待毛巾变冷后即可取下。操作时，需注意过热的浸透毛巾可能烫伤操作者和患者。因此，严格执行戴手套操作，对患者热敷时需要测量毛巾温度。

三、熏洗熏蒸疗法

采用足浴器、治疗仪等治疗设备为膝骨关节炎患者进行熏蒸治疗。医师对膝骨关节炎患者辨证论治，开具合适的中药外治处方，然后施行熏洗或者熏蒸疗法，通过皮肤透入，祛风除湿，减轻膝关节疼痛，进而治疗膝骨关节炎。中药的活性成分在高压蒸气渗透下改变了皮肤角质层的渗透率，促进皮肤吸收；通过物理温热作用，有效成分迅速进入毛孔到达皮肤真皮层进而经毛细血管吸收；局部的药物浓度高，血液循环得到促进，使局部毛细血管扩张，解除肌肉痉挛和疼痛感觉；同时，也促进了淋巴循环和关节液的分泌、转移，从而改善关节自身的新陈代谢，阻断炎性介质释放途径，加速炎性因子和免疫源性物质的代谢。熏洗的操作较为简便，多数按照治疗仪的说明书操作即可。将开具的中药制成粉剂或颗粒剂，与相应比例的蒸馏水在熏蒸仪中混合浸泡 1 小时以上，待药液完全溶解后即可开始熏蒸治疗。熏洗可以改善膝骨关节炎患者的症状和临床体征，减轻患者疼痛，增加膝关节活动度。熏洗可以每天进行 1 次，也可以结合其他疗法一起施治膝骨关节炎。

四、熨疗

熨疗是一种将中药装入专门的药袋，加热后放置于患者膝关节处 20～30 分钟，用药力与热相结合，进行烫熨、滚动治疗膝骨关节炎的方法。目前临床实践中，熨疗包的制作有以下几种，医师根据患者病情及证候辨证论治，开出对应的熨疗处方，继而将中药加工成粗粒或简单切碎后混匀：①将中药药剂粗粒装入普通的布袋中，采用电饭煲加水后隔水蒸

20 分钟。②将中药药剂粗粒装入普通的布袋中，微波炉中加入少量水，采用高火加热 3 分钟以上，至布袋发烫。③将中药药剂粗粒装入普通的布袋中后，可置于 45～50 度的米酒中，酒的用量以浸没药包为准，浸泡 2 个月后再次拿出加热。④在电饭锅中加适量米酒煎煮中药药袋粗粒 20 分钟，米酒量以盖过中药量为宜。一般而言，开始加热后，医师需要随时观察熨疗药袋温度，待其加热至 70 ℃时，医师戴防水厚手套拿起药包，药袋需要在锅盖内侧压至不滴液，然后置于架子上，自然风干或用电吹风吹干，待冷却到 50 ℃左右备用。嘱患者仰卧于治疗床上，患侧下肢垫一条治疗巾，暴露膝关节，将药包放在膝关节进行药熨治疗，以患者膝关节局部温热潮红、微有汗出为度，无过烫感觉为宜。治疗过程中，医师和家属需要定时观察，随时注意患者是否有烫伤或药袋过早冷却。常用于中药熨疗的中药有：木鳖子、生姜、艾叶、五加皮、海桐皮、姜黄、独活、儿茶、羌活、桂枝等。与足浴器、治疗仪等的熏蒸不同，熨疗是一种简单借助家中电饭煲和粗布袋就可以实施的治疗。同时，可结合许多疗法操作，如熨疗结合针灸、熨疗结合中药内服、熨疗结合推拿等。

五、中药定向透药

随着科技的进步，中药定向透药治疗是借助于现代科技、提高中医外敷药吸收率、减少副作用的一种新型治疗方法。中药定向透药治疗是指在定向透药仪的导引下，通过非对称中频电流产生的电场，将消炎镇痛营养的药物直接从皮肤定向地送到机体组织。中药定向透药可直达膝骨关节炎患者膝关节内部病灶，扩张微小动脉和毛细血管，使皮肤电阻下降，降低 VAS 评分和膝关节 WOMAC 评分，改善疼痛症状，减少复发和非甾体抗炎药的使用。

六、中药热敷熏蒸熨疗与推拿的结合

中药热敷熏蒸熨疗与推拿等操作经常结合治疗膝骨关节炎。治疗时，推拿操作一般先于中药热敷治疗，推拿手法应当在基础手法上，着重以松解粘连为主。具体手法操作为：嘱患者取仰卧位，按揉内外膝眼、委阳、承扶、殷门、委中等穴位。医师手掌置于患者髌骨四周，手指上提髌骨，向两侧摇晃 10 次，按压髌骨向外侧推移 10 次，以增加关节间隙，松解内外侧副、前后交叉韧带和滑膜粘连。㨰法治疗患侧下肢的股四头肌、内收肌群、髂胫束、腓肠肌等肌肉。掌推法沿患侧下肢足太阳膀胱经平推至足底 5 次，然后，提拿足三阳经和三阴经处肌肉 5 次。最后进行屈伸运动，医师以一手固定患侧大腿，另一手握患侧踝关节，做膝关节的屈伸动作 10 次，拔伸膝关节并做摇法 5 次，下肢的屈伸、拔伸动作 5 次，以促进局部血液循环和淋巴液的回流。医师可双手实施膝关节搓法，辅以推拿介质如按摩油，掌擦法擦膝关节处 2 分钟左右，以患者感觉透热为度。推拿先行促进膝关节内部的微小动脉、静脉、淋巴液的流动，解除肌肉可能存在的痉挛，结合热敷、熏蒸、熨疗等疗法更能促进中药的渗透，增加软骨细胞和滑膜细胞对中药的吸收率，提高药物的疗效。

第八节　手术疗法

当膝骨关节炎患者经以上常规的推拿及其他结合治疗、

护理、运动与锻炼后，仍然无法恢复或无明显改善者；或者是部分患者存在较严重的骨质疏松，病程较长，存在严重关节活动功能障碍，膝关节严重退变，软骨下骨塌陷，半脱位，可考虑行手术治疗。目前主流的手术治疗方法有以下几种：关节镜冲洗术、射频消融技术、胫骨高位截骨术、腓骨近端截骨术、全膝关节置换术。

一、关节镜冲洗术

一种在关节镜下采用药物冲洗关节、清理碎骨或者游离体的姑息性手术。关节镜冲洗术可以减少关节腔内的有害物质，减少炎性因子，从而减轻患侧膝关节疼痛、红肿等现象。临床实践证实，适合关节镜手术的患者主要为早期膝骨关节炎、无膝关节内外翻、下肢力线无改变、X线示关节间隙清楚无明显变窄、膝关节基本结构没有受到很大损害等。

二、射频消融技术

射频消融技术为目前临床外科、疼痛科、骨科等较多采用的微创治疗技术之一，具有快速止痛、减轻炎症、滑利关节的作用。人体下肢周围神经中存在两种不同的神经纤维，一种是细纤维，主司痛觉和温觉传递，热耐受性差，温度高于 60 ℃易坏死，使神经传递受到阻断；另一种是粗纤维，主司触觉传递，耐热性好，即使温度达到 75～80 ℃仍能保持正常的神经冲动传递功能。射频消融技术采用等离子刀发射温度为 50 ℃左右的离子流，对局部的传入细纤维进行消融破坏，从而终止细纤维的兴奋性及突触的传递，阻断下肢神经疼痛的反射弧传递，具有立竿见影的止痛效果。同时，膝骨关节炎患者膝关节内部，特别是在内外侧副韧带、髌下脂肪垫等处，普遍存在水肿、挛缩及粘连等症状。随着软骨的退变和坏死，软骨表面开始纤维化和龟裂，部分坏死软骨在行走运动中开始脱离关节面，成为游离体，部分游离体可能落点于膝关节间隙中，造成膝关节行走卡顿，从而引起膝关节疼痛，进一步加剧软骨面的脱落和损伤。射频热凝治疗是一种可以瞬间气化的热量，用于松解膝关节腔内部韧带、脂肪垫等组织的粘连。更为重要的是气化游离体后，修整残存半月板和正常软骨面，使其恢复光滑，扩大已经缩小的膝关节间隙，清理滑膜，松解肌肉。通过上述的操作，射频热凝治疗可以减少膝关节腔内部白介素、肿瘤坏死因子 $-\alpha$，从而减轻炎症，滑利关节。由于射频热凝的温度小于100℃，对人体的危害极小并且通常在关节镜下操作，造成的创面较小，患者的接受程度更高。

三、胫骨高位截骨术

胫骨高位截骨术治疗膝骨关节炎，医师操作简单，培训容易，且该术对患者经济基础无过大的要求。胫骨高位截骨术适合于病史较长，有膝关节内外翻、下肢力线产生改变的患者，可以缓解内侧胫骨、股骨关节面的压力，从而减轻对软骨的压迫和磨损，缓解膝骨关节炎。

四、腓骨近端截骨术

腓骨近端截骨术用于膝关节内侧间隙变窄及内翻畸形的膝骨关节炎患者。这种类型的患者往往由于外侧腓骨支撑变高变多，导致胫骨平台内外侧不均匀沉降，膝关节力线内移、膝内翻畸形。腓骨近端截骨术可以促进膝关节力线向外侧转移，增加膝关节内侧间隙，促进股四头肌、前交叉韧带等附属组织的再平衡，使胫骨围绕股骨轻度外展、外旋及胫骨内侧平台承担负荷向外侧转移，可显著减少膝关节疼痛。

五、全膝关节置换术

膝骨关节炎进展到终末期时，患者已经无法行走，疼痛剧烈，X线片示关节间隙融合消失，则可以考虑全膝关节置换术。目前，全膝关节置换术以微创手术为主，可在计算机辅助下的小切口股内侧肌入路，能够有效缩短手术时间并减少术中出血量，减少术后感染、疼痛等并发症的产生。

第九节　日常锻炼

膝骨关节炎病理进程中，关节局部组织代谢产物堆积，排泄不通，有氧代谢能力降低明显，使膝关节血供和有效营养成分减少，无效物质堆积增加，导致下肢功能运动障碍。锻炼可以改善膝关节局部和整体的有氧代谢能力。水中运动疗法，近年来逐渐被证实对膝骨关节炎患者存在明确的益处。当人体处于水中时，水的浮力能够减轻膝关节所受压力，而水的流体阻力则是最佳的对抗力锻炼，因此，水中运动疗法是一种特殊而有效的运动疗法。游泳时，全身的肌肉都参与了主动或被动运动，这是其他运动所无法达到的。游泳运动所需要的肌群极为广泛，可调动全身大部分的代谢活动，增强肌肉力量，有针对性地锻炼上下肢肌肉。同时，游泳需要克服较大的阻力，长期游泳训练后，机体大肌肉的力量、速度、耐力和关节的灵活性都会得到提高。膝骨关节炎患者更为推荐游泳减肥，因膝骨关节炎患者在陆上进行运动减肥时，健侧膝关节要承受很大的重力负荷，而劳损的膝骨关节抗压能力更为降低，更易加重损伤，诱发明显的疼痛和功能障碍。而游泳项目在水中进行，体重有一部分被水的浮力承受，减轻了关节的负荷，关节损伤的概率也随之降低。所以，游泳是促进膝骨关节炎患者康复有效的有氧锻炼。

第十节　健康教育

　　针对膝骨关节炎患者及家属进行及时的健康教育是完全有必要的，是中医"治未病"思想的体现。日常生活中，人们缺乏对膝骨关节炎这一老年人群常见病的病理、治疗、预防相关知识的认识，而且膝骨关节炎患者常感觉自身康复缺乏社会支持。因此，及时开展对膝骨关节炎患者及家属的健康教育，丰富他们对膝骨关节炎的了解和认知，可以有效地促进患者的康复，减轻社会经济成本和家属陪护负担。对膝骨关节炎患者及家属的健康教育应当从患者确诊膝骨关节炎开始，医患双方可以共同制定康复计划、有氧锻炼计划、自身导引计划、饮食计划等。重点寻找自身工作和生活环境中对膝骨关节炎康复不利的因素，从而有针对性地避免相关致病因素。如膝骨关节炎的外因多为风寒湿等侵袭导致，患者需检查自身环境是否存在上述病因；或患者可能夏季长期工作于直面空调冷气的环境，会加重膝骨关节炎疼痛，可通过更换座椅位置，不再直接暴露于空调出风口，以及在膝关节处放置毯子以抵御寒邪侵袭；另如居民房屋若处于阴雨潮湿环境中，必要时可以购买一定的除湿设备，对房间进行一定的改造，平日多开空调或者除湿机祛除湿气。

春夏季雨水较多，许多患者应当注意膝关节的防护，多开空调祛湿，以免潮湿造成膝关节局部湿邪加重。冬季为膝骨关节炎多发季节，患者需注意对膝关节保暖，气温低于5℃时，应当佩戴护膝，同时也要注意护膝不能过紧，以免阻碍膝关节处的血流运动。患者在淋浴时，也可用热水自行对膝关节冲泡，以求驱散寒邪、活血化瘀。

此外，膝骨关节炎患者应当减少烟酒的摄入，过量的酒精可以破坏骨结构，增加人体有害物质的堆积。吸烟对心肺功能损伤较为明显，可以减慢全身血流速度。中医认为肝肾不足是膝骨关节炎内在主因，病程较长患者可以在中医师指导下摄入一些补益肝肾的食物，如芝麻、山药、枸杞等进行食疗。体重超重是膝骨关节炎患者的不利因素之一，患者应当合理控制自身体重，进行有氧运动促进体内脂肪代谢，从而减少体内脂肪含量，增加肌肉等蛋白质比例。饮食控制也可以促进膝骨关节炎患者康复，多吃含高蛋白质的食物，如奶、畜肉、禽肉、蛋类、鱼、虾等动物蛋白，黄豆、大青豆和黑豆等豆类，芝麻、瓜子、核桃、杏仁、松子等干果类的植物蛋白；另一方面，减少对含有脂肪较多的食物的摄入，如油量高和油炸过的食物、动物内脏、奶油制品等富含脂肪的食物，均应当尽量减少食用，以减少机体的脂肪占比，减轻关节负荷。体重减轻可有效降低导致膝骨关节炎的危险因素，这对于女性患者尤为关键，可以起到事半功倍的效果。

除外邪侵袭外，常年劳损和不恰当的运动也是导致膝骨关节炎的主要发病因素。膝骨关节炎患者应当控制单次行走时间和全日行走时间，一般每次不能超过30分钟，每天不得超过6小时，行走速度不宜过快，忌高速奔跑和剧烈运动。适度的短时间的散步，可以滑利关节，松解膝关节粘连，促进局部血液循环和吸收，加速炎症介质的吸收和代谢，避免劳累对膝关节造成新的损伤。

日常生活中，严重的膝骨关节炎患者，健侧可以用手杖，以起到支持全身的作用。居住房屋为高层的住户可能需要频繁步行上下楼梯，这会导致膝骨关节的软骨面的磨损，关节软骨炎症的产生。因此，需要减少上下楼梯的次数，尽量多使用电梯上下楼。在上楼时应当使用扶手，可减轻膝关节负重。负重前行对膝关节的压力最大，应当尽量避免在行走时负担过重，特别是患者在步行上下楼梯时，若拎大米等重物，则加剧了关节面的摩擦，加重劳损，使膝关节更加的不稳定，关节内部炎症加剧，从而加重病情。另外，女性患者日常所穿的高跟鞋，因其后部突起，全身重量压于踝关节和膝关节处，容易引起从脊柱到膝关节的生物力线偏移和结构改变。平时生活中，尽量减少高跟鞋的穿着，有条件者可采用矫正鞋垫。除此之外，挑选家具时需要注意，不可选用过软的沙发和椅子，以免加重关节负担。休息时，膝关节下不可有垫子等异物，避免膝盖过度歪曲或伸直。许多中老年人比较喜爱步行登山运动，因其可以锻炼心肺功能，同时可以欣赏美景。但由于在登山的过程中，中老年人往往会有负重，加之剧烈而频繁的运动膝关节进行上下阶梯等动作，因此，对膝关节损伤极大。膝骨关节炎患者应当尽量避免登山运动，可以选择乘坐缆车、汽车等交通工具上下山。若无法避免步行登山或者下山时，应当尽量减轻自身负重，采用手杖辅助，慢慢前行，按时休息。

膝骨关节炎患者的心理建设同样重要。膝骨关节炎长期发作后，一方面由于患者长期处于病痛无法痊愈、行走不利等状态下，迁移反复的病情，可导致患者出现明显的焦虑和抑郁情绪，患者经常会感觉自身压力巨大，需要家人经常照顾，无心生活、学习和工作。另一方面，患者对慢性病防治认识不足，认为膝骨关节炎是可以短时间治愈的，而临床实践中，短时间的治疗效果却并不明显，这会导致患者对医护人员的不信任，从而对治疗依从性不高，甚至脱离或者放弃治疗。在这种情况下，家庭和社会的支持对膝骨关节炎患者尤为重要，医护人员和家属应当帮助患者了解膝骨关节炎的病因和发展过程，增加患者对治疗的依从性，同时改善患者因处于抑郁和焦虑状态导致的免疫功能低下等不良状态，建立战胜膝骨关节炎的信心，帮助患者正确认识膝骨关节炎，建立和保持积极、乐观、自信的良性心态，在精神上得到鼓励，积极地面对生活、工作和治疗。

参考文献

［1］Busija L，Bridgett L，Williams S R，et al. Osteoarthritis［J］. Best Pract Res Clin Rheumatol，2010，24（6）：757-768.

［2］Dobson G P，Letson H L，Grant A，et al. Defining the osteoarthritis patient：back to the future［J］. Osteoarthritis and Cartilage，2018，26（8）：1003-1007.

［3］Inje K，Ah K H，Young-Il S，et al. The Prevalence of Knee Osteoarthritis in Elderly Community Residents in Korea［J］. Journal of Korean Medical Science，2010，25（2）：293-298.

［4］Kohn M D，Sassoon A A，Fernando N D. Classifications in Brief：Kellgren-Lawrence Classification of Osteoarthritis［J］. Clinical Orthopaedics and Related Research，2016，474（8）：1886-1893.

［5］March L M，Bagga H. Epidemiology of osteoarthritis in Australia［J］. Med J Aust，2004，180（5）：S6-10.

［6］Meldrum D R，Morris M A，Gambone J C. Obesity pandemic：causes，consequences，and solutions-but do we have the will?［J］. Fertility and Sterility，2017，107（4）：833-839.

［7］Senna E R，De Barros A L，Silva E O，et al. Prevalence of rheumatic diseases in Brazil：a study using the COPCORD approach［J］. Journal of Rheumatology，2004，31（3）：594-597.

［8］Sudo A，Miyamoto N，Horikawa K，et al. Prevalence and risk factors for knee osteoarthritis in elderly Japanese men and women［J］. Journal of Orthopaedic Science，2008，13（5）：413-418.

［9］陈琦，孟晓耘，邓华萍，等. 导引功法治疗膝骨关节炎的效

果观察［J］.现代临床护理，2014，13（10）：43-46.

［10］丑钢，李曙波.膝骨关节炎康复指南［M］.武汉：湖北科学技术出版社，2012.

［11］邓超，尹莹，李熳，等.电针对膝骨性关节炎患者血清中 IL-8、MCP-1 含量的影响［J］.中医外治杂志，2017，26（4）：46-47.

［12］高强，吴超，席明健，等.雷火温针灸治疗风寒入络型膝骨关节炎临床研究［J］.上海中医药杂志，2016，50（2）：49-51.

［13］郭燕梅，万莉，陈蔚，等.老年膝骨关节炎综合疗法的短期效果观察［J］.中国康复理论与实践，2010，16（12）：1163-1166.

［14］郝明，杨金伟，卢敏.委中穴针刺放血治疗膝骨关节炎 66 例［J］.湖南中医杂志，2017，33（5）：104-105.

［15］李辉，周承扬，王中华.针刀结合导引治疗膝骨关节炎的临床研究［J］.中医正骨，2016，28（4）：241-245.

［16］李立强.上海市中心城区老年人膝关节骨关节炎流行病学调查［J］.黑龙江医药，2007，20（4）：347-348.

［17］李玉飞，刘勇，李康华.湖南省膝骨关节炎城乡比较研究［J］.湖南师范大学学报（医学版），2015，12（6）：50-53.

［18］张亦廷，刘农虞.经筋针法治疗膝骨性关节炎的文献研究［J］.中国针灸，2015，35（S1）：102-110.

［19］刘淑刚，王金榜.现代中医对膝骨关节炎的认识［J］.现代中西医结合杂志，2013，22（13）：1473-1475.

［20］陆艳红，石晓兵.膝骨关节炎国内外流行病学研究现状及进展［J］.中国中医骨伤科杂志，2012，20（6）：81-84.

［21］吕苏梅，张瑞丽.中老年膝骨关节炎的流行病学研究进展［J］.中国老年学，2016，36（16）：4133-4135.

［22］倪高荣，张小梅.医用臭氧治疗膝骨性关节炎安全性的研究

进展［J］. 中国疼痛医学杂志，2016，22（8）：623-625.

［23］庞坚，石印玉，曹月龙，等. 膝骨关节炎中医观的再认识［J］. 上海中医药大学学报，2011，25（1）：26-28.

［24］沈晓明. 新经络腧穴学［M］. 北京：北京科学技术出版社，2006.

［25］王禹，姚啸生. 肌力训练治疗膝骨关节炎研究进展［J］. 风湿病与关节炎，2015，4（7）：78-80.

［26］徐苓，Nevitt M C, Zhang Y, 等. 北京城区老年人膝、髋和手骨关节炎的患病率及其与美国白人患病率的比较研究［J］. 中华医学杂志，2003，83（14）：1206-1209.

［27］臧长海，曾庆馀，李小峰，等. 太原市膝骨关节炎的流行病学研究［J］. 中华内科杂志，2006，45（7）：533-536.

［28］邹剑，周其佳. 膝骨性关节炎手术治疗的研究进展［J］. 中国民族民间医药，2014（11）：37-38.

［29］张旻，庞坚，陈博，等. 力学矫正疗法治疗膝骨性关节炎的研究进展［J］. 中国康复，2016，31（4）：312-315.

［30］中华医学会骨科学分会. 骨关节炎诊治指南（2007年版）［J］. 中华关节外科杂志（电子版），2007，1（4）：285-287.